淳于意の〈治療世界〉

〈流〉

JN024326

白帝社

目　次

○淳于意関係地図

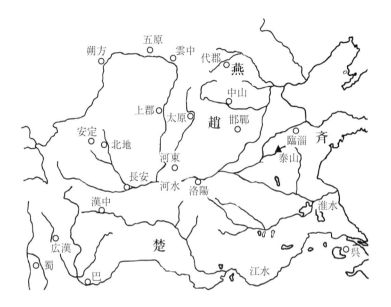

○淳于意関係地図（斉の近辺）

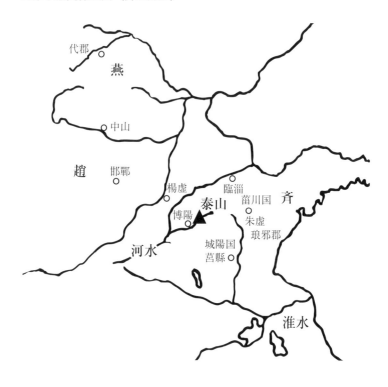

○淳于意の位置

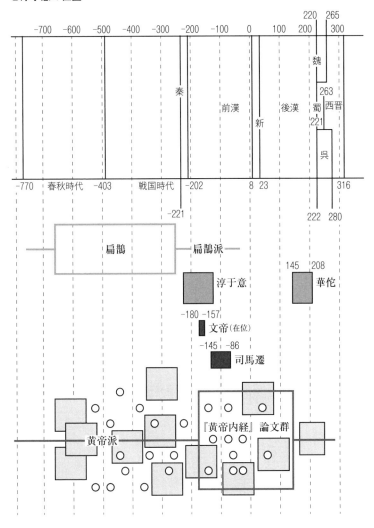

○漢朝の系譜

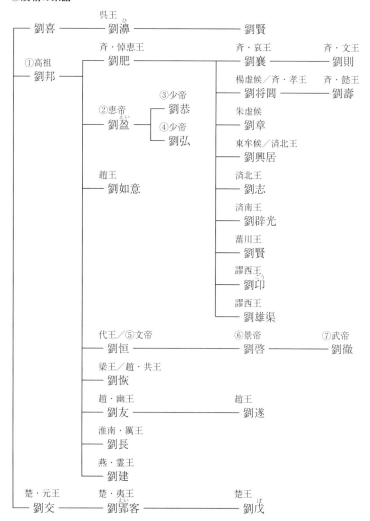

呉王
劉濞

劉喜 ——— 劉濞 ——————————————— 劉賢

斉・悼恵王　　　　　　　　斉・哀王　　　斉・文王
①高祖　　　劉肥 ——————————— 劉襄 ——— 劉則
劉邦

楊虚候／斉・孝王　斉・懿王
劉将閭 ——— 劉壽

②恵帝　③少帝
劉盈　　劉恭

朱虚候
劉章

④少帝
劉弘

東牟候／済北王
劉興居

趙王
劉如意

済北王
劉志

済南王
劉辟光

菑川王
劉賢

膠西王
劉卬

膠西王
劉雄渠

代王／⑤文帝　　　　⑥景帝　　　⑦武帝
劉恒 ——————————— 劉啓 ——————— 劉徹

梁王／趙・共王
劉恢

趙・幽王　　　　　　趙王
劉友 ——————————— 劉遂

淮南・厲王
劉長

燕・霊王
劉建

楚・元王　　　楚・夷王　　　　　　楚王
劉交 ——— 劉郢客 ——————————— 劉戊

プロローグ　まえがき

● 角屋明彦

　二千年以上も昔、前漢時代の中国に淳于意という治療家がいた。その事績は司馬遷『史記』の「扁鵲倉公列伝」にある。それを少しずつ読んで思索した結果を書いたものを経絡治療学会の季刊誌『経絡治療』に「淳于意の〈治療世界〉」と題して連載していただいている。本書は2018年2月から2022年8月まで五年間、十九回に亘る連載分である。

　淳于意は黄帝派の「〈天〉の医療」と扁鵲の「〈全〉の医療」の二つの流れを併せ受け継いだこと、人の身体の〈気〉の流れ、〈経絡〉に働きかけて調整しようとしたこと、この二重の意味で「〈流〉の医療」を構築しつつあった。それを現代に生きる我々がどのように受け止めればよいのか、本書はそのひとつの答えとして書いた。ただそれは答えのひとつに過ぎない。実証的な学問の枠を逸脱しているとの批判をいただくに違いない。それはそれで感謝の心で真摯に受け止めたい。

　本書は長期間に書いたものであるので、歳月の流れとともに考えが変わることもあり、それが各所に不統一の形で現われることにもなる。しかし、著者の成長の軌跡として読者のみなさんのご寛恕を願う次第である。

原稿の執筆にあたってはたくさんのかたのお支えをいただいている。

　竹田晃先生は、私の学部生時代から大学院時代、そして最近までずっと漢文資料の読解・中国文化の理解について懇切にご指導くださった。ご退官後もときどき「特別竹田ゼミ」をご自宅の近くの中華料理店で私と二人きりで実施してくださった。晩年は歩行もおぼつかない状態でおでましいただき、「元気そうだね」とお言葉を下さってゼミは始まった。中国古典の第一級の研究者で、名誉教授である先生を独り占めできる幸せを感じながら、私は準備した材料を使って研究成果を報告していった。いっぱいためた細かい質問を次々すると先生が「さあ、それは私もわからないよ」と正直におっしゃることがあった。わからないことはわからないとはっきり言えるのは春秋時代の孔子に同じで、魂から発する師のそうした〈徳〉の魅力に弟子達はどこまでも付いていったと聞いている。私にとって竹田先生には孔子と同じ魅力があった。荒削りの境涯から抜け出せない私はさしずめ子路でしょうと先生に申し上げると「君が子路というのはよいにしても私が孔子というのはまずいよ」とおっしゃりながら微笑まれた。薬のせいで荒れてしまった先生の手に末端部指圧と称してしばしの時間触れたのが最期となった。先生は令和3年8月にお亡くなりになられた。この本の上梓が報告できない。

　経絡治療学会会長の岡田明三先生は今もなおご指導くださる。そもそも私に都内の鍼灸専門学校で古典を教えるようにご依頼くださったのが岡田先生であった。そして『史記』の扁鵲倉公列伝

を読むようにご指示があった。これは私の推測であるが、現代に生きる我々にとって遥か昔の扁鵲と淳于意に学ぶことがたくさんあり、それを深めることに大変に意義があると先生はお考えになりながら、ご自身はご繁忙ゆえそれができない。そこで私にその役割を代行させようと思われたのではないだろうか。僭越な憶測である。しかし私はその認識に立って勉強を進め、気づいたこと・わかったことを語る授業をした。名医の誉れ高い昔の治療家たちが構築したそれぞれの〈治療世界〉の実態を調べ、語るなかで、治療家の卵として教室に集う聴き手の人々は各自の〈治療世界〉を思い描きながら私の話に耳を傾けてくれた。授業が概ね好評で、岡田先生にも多少はご満足いただけるかも知れないとの思いが私には励みであった。私はこうした授業の成果を『古典のなかの〈治療世界〉：〈癒〉へのインサイド・アウト[1]』、『扁鵲の〈治療世界〉：〈全〉の医療[2]』と題する二冊の小さな本にまとめた。本書はそれに続くものである。

　平野健一郎先生は、私の学部生時代から大学院時代、そして現在もなお一貫して厳しくも温かいご指導をしてくださる。国際文化論の立場から異文化接触をどう捉えるか、そうした観点に立って「接触の医療」＝中国医学についての私の試行錯誤に随時コメントをくださる。先生の薫陶を受けた数え切れない弟子たちのなかで私は異質である。博士課程を修了したとき、私は大学の常勤職を求めることを捨てた。連続する「全体」をバラバラの「部分」の集合体にしてしまった近代化こそが近代の〈病〉の根源であると考え、大学という「全体」のなかの「部分」になることをやめ

たのである。そしてできれば大学を自分という「全体」のなかの「部分」にしようと思った。実に無謀な企てであった。結果的に言えば、非常勤講師で細々と暮らす不安定な生活者となった。崇高な名誉教授と吹けば飛ぶようなちっぽけな不名誉学生。先生と私はそういう関係である。けれども、そうした私を先生は破門することなく、常に温かく接してくださり、適切かつ精確なアドバイスを与え続けてくださる。山よりも高く、海よりも深いご恩がある。もしかしたら先生は私という特殊な異文化体に接触することを楽しんでくださっているのかも知れない。そう思わないと発狂する。

そして共著者の橋本厳先生に謝意を表わしたい。氏は親友として執筆に参加してくださり、時に応じていろいろな意見と資料を盛り込んだ原稿をくださる。それから私に治療が必要なときには時間を割いて治療をしてくださる。この本の作成に氏は〈陰〉に徹してくださっている。安定した〈陰〉があればこそ〈陽〉が活在できる。しかしこの本の内容は学術的とは言えない。それには私なりの考えがあってのことであるが、各方面から叱責があれば、それは私が責任を負わなければならない。氏は私という患者を救うべく執筆に協力を惜しまない治療家のスタンスを保ってくださる。実は私には「橋本厳の〈治療世界〉」を世に表明したいという隠れた目的がある。黄帝派の「〈天〉の医療」と扁鵲の「〈全〉の医療」の双方を正しく受け継ぐ治療家として、この現代にこの人が存在することを言いたいのである。心優しい治療家である氏と一体となって原稿が完成し、書物となって世に出せることがこ

のうえなく嬉しい。

注

1）『古典のなかの〈治療世界〉：〈癒〉へのインサイド・アウト』、白帝社、2016 年 8 月。

2）『扁鵲の〈治療世界〉：〈全〉の医療』、白帝社、2018 年 4 月。

● 橋本巌

　角屋明彦先生とのご縁は 2010 年頃、私の師であり、経絡治療学会会長の岡田明三先生より紹介を受けたことがきっかけだった。その後、2013 年より私の勤務する東京医療福祉専門学校、鍼灸マッサージ教員養成科の中国語の講義を担当いただいた。短い講義時間にもかかわらず、中国語の発音だけでなく、古典の読解法をはじめ、絵や図などを活用しつつ、自らが考察する力を養う講義内容であったことを思い出す。また、私が編集長をしている経絡治療学会の機関誌『経絡治療』において連載を依頼し、『史記』扁鵲倉公列伝の解説がはじまった。経絡治療学会関東支部月例会においても古典講座を担当いただいた。

　鍼灸師にとって扁鵲の名前は知っていて当然であるものの、鍼灸養成校のカリキュラムで扁鵲倉公列伝の原文にあたることはない。また、一般知識として『史記』を読んだことがあっても、史実と言いがたい、奇跡としかいえない医術について、現代の我々が科学的に検証するまでもないと思われることだろう。角屋先生の解説は、古典文献の解説としては異色であったと思う。『史記』を読む我々に、創作者の司馬遷の視点ではなく、神医としての扁鵲自身の視点を提示して下さった。そのおかげで、我々のように鍼灸師として実際に施術にあたる者にとっては、より身近な出来事、リアルな医療現場として考える重要な機会を得たと思う。

　2018 年、扁鵲伝を終えて倉公伝に入るところで、角屋先生より構想をまとめたスライドによるプレゼンを受け、私との共著にしたいと相談を受けた。恐れ多くて断るつもりだった。しかし、私

が2010年から担当する古典講座『難経本義』において、六十七難の解説資料を作成している際、滑伯仁の註釈に「兪は史の扁鵲が傳に輸に作る」とあり、扁鵲倉公列伝と難経の繋がりを意識していたところであった。これも勉強と思い、角屋先生の作業に加えていただいた。おかげで、『史記』扁鵲倉公列伝と『難経』、そして経絡治療との繋がりを強く意識するようになった。私も臨床の他いろいろ抱えていて時間に限りがあるが、角屋先生の探求者としての気概に応えられるよう取り組みたい。また、最も早く角屋先生の草稿を閲覧できる者として、難病に立ち向かう倉公の視点を楽しみたい。

第1章　淳于意修業説話

第1節　臨淄にて

　今を去ることおよそ二千百年、中国は前漢の世であった。この王朝は統一王朝・秦の崩壊後の混乱を収拾した高祖・劉邦が建てたもので、国内には王朝直轄の「郡」と、建国の功臣や王族劉氏一門に統治を委ねた「国」との二種の領域が併存する「郡国制」が施行されていた。そして王朝の東端には斉の国があった。斉の名は春秋・戦国時代から続くもので、その都・臨淄は政治・経済の要衝の地であった。そればかりではなく、戦国の世には斉国の設置した学府に多くの諸子百家が集い、さまざまな学説を論究・議論する、所謂「稷下学宮」が栄え、中華きっての文化の中枢でもあった。ここに治療院を構えていたのが淳于意である。

　そもそも治療家一人一人の構築した〈治療世界〉は秘伝のヴェールに覆われ、記録に残りにくい。ところが淳于意のそれは司馬遷の『史記』に詳細に書き留められている。あたかも原始古代の動植物が温度や湿度やその他諸々の条件が重なって、化石として残り、それを手にした現代人がその動植物の存在を知ることができるようなもので、彼の〈治療世界〉はそうしたきわめて稀有な存在であり、闇のなかに埋没する無名で無数の治療家・研究者の存在に彼の〈治療世界〉は光を照らしてくれている。

　司馬遷は歴史記述に大変革をして『史記』を著わした。それま

8

では時間順の事実の記録であった史書を、人物別の〈話〉の集合体に変えた。歴史を担うのは究極のところ「人」であると考えたからであった。そのため、従来はまとまった記録として残りにくかった「人」、例えば、女性、政治家、軍人、思想家、商人、異民族、果ては遊侠、刺客、…と実にさまざまな領域の「人」が語られた。だから現代にあって我々は、治療家の〈話〉も読み知ることができる。司馬遷は悠久の過去のなかから二人の治療家を選んだ。それが扁鵲と淳于意である。そして「扁鵲倉公列伝」を書いた。黄帝派の治療家を書かずに、この二人を語ったことにどういう意図があるのだろうか。ともあれ、我々はこの『史記』を手掛かりにして、淳于意の〈治療世界〉を探ってゆくことにしたい[2]。

【原文】
太倉公者、齊太倉長、臨菑人也。姓淳于氏、名意。少而喜醫方術。高后八年、更受師同郡元里公乗陽慶。慶年七十餘。無子。使意盡去其故方、更悉以禁方予之、傳黄帝・扁鵲脈書。

【書き下し文】
太倉公は齊の太倉の長にして、臨菑の人なり。姓は淳于氏、名は意なり。少くして醫の方術を喜む。高后八年、更に師の同郡元里の公乗陽慶に受く。慶年七十餘。子無し。意をして盡く其の故方を去らしめ、更に悉く禁方を以て之に予へ、黄帝・扁鵲の脈書を傳ふ。

「太倉公は齊の太倉の長にして、…」。淳于意は斉の国の穀物

倉庫を管轄する部門の長官をしたので「太倉公」の呼称がある。またこれを簡略化して「倉公」とも言う。しかし、史書に記される職位はその人物があとになって就任したものや死後に追贈されたものであったりする。彼が「太倉公」の位にあったのは、やがてこのシリーズで触れる「淳于意訴訟説話」が終結したのち、仕えていた陽（または楊）虚侯[3] が斉の王となってからであろう。

「臨菑の人なり」。彼の治療院は斉の都・臨淄にあった。淄水という河に臨む地であるがゆえにその名がある。前十一世紀、周の武王を補弼した太公望・呂尚がこの地に封ぜられて斉国は興った[4]。そののち内乱が起き、前386年に家臣・田和が政権を掌握して国君となった。斉という国号は変えなかったので、後世では姓によって区別して、前者を姜姓斉、後者を田姓斉と呼んでいる。後者の第五代・宣王（在位：前319〜前301）は都・臨淄の稷門近くに諸子百家の人士を集める施設を建てた。「稷下学宮」である。なかでも邸宅を下賜され上大夫の待遇を受ける老師たちは、政務に携わる義務もなく、ひたすら研究・議論に日々を過ごすことを許された。田姓斉は黄帝を始祖と仰いだ[5]。「稷下学宮」に集う人々がさかんに黄帝について論じたことは間違いないであろう。そうしたなかで黄帝が医師・岐伯たちと問答する医学書も書かれていったであろうことは想像に難くない。もしかしたら、臨淄が『黄帝内経』の成立を育んだのかも知れない。

時期は不明であるが、『史記』扁鵲倉公列伝には、扁鵲がこの斉の地に来たことを記録している。

　　○醫と爲りて或いは齊に在り、或いは趙に在り。

扁鵲の来訪が「稷下学宮」の時期であったかはさだかでないが、

臨淄は扁鵲派や黄帝派といったさまざまな医学の流れが接触し啓発し合う場となっていったのである。前漢の世になって、その絶頂期である武帝（在位：前141〜前87）の時の臨淄の様子は、『史記』斉悼恵王世家に以下のように書かれている。

　　〇斉の臨淄 十萬戸、市租千金、人衆殷富にして、長安より巨なり。

　莫大な戸数を抱え、市場での取引税が一日当たり千金、人口の多さとその富貴さは長安以上であったと、かなり誇大な表現であるが、この都市の繁栄ぶりが窺われる。淳于意は前漢・第五代・文帝（在位：前180〜前157）から第六代・景帝を経て、第七代・武帝にかけての時期に、この繁栄の町・臨淄に治療院を構えていたのである。

　「少くして醫の方術を喜む」。淳于意は代々の医家ではなかったようである。別の家業を営む家系に生まれ、医術に興味を持ち、医者を志したのであれば、例えば、大きな〈病〉を直接か間接に体験したか、或いは、医術に関する素晴らしい知識や技術に啓蒙されたかであろう。その詳細はわからないが、つまりは斉の国の風土、臨淄の町の気風が彼をして医術に志向させたのであろう。

　「高后八年、更に師の同郡元里の公乗陽慶に受く」。高后とは漢王朝創始者である高祖・劉邦（在位：前202〜前195）の正室・呂后のことである。息子の第二代・恵帝（在位：前195〜前188）の在位中から政治権力を振い、勢力拡大の障害となる王族・功臣を退け、第三代・少帝恭（在位：前188〜前184）と第四代・少帝弘（在位：前184〜前180）の二人の幼い皇帝を続いて擁立し

て操作した。後世に悪名高い「呂氏専横」を断行した女性である。当時は年号がなかったので統治者の何年目と表記されるが、その君臨する八年目（前180）に淳于意は臨淄の元里の公乗陽慶に師事した。「更に」とあるのは実はその前に幾人かの医家に就いて学んだのち、公孫光のもとで研鑽を積み、その推薦を得てのことであったからである（公孫光のことは本書に続く下巻で触れる）。「公乗」は爵位である。淳于意はこの師から医術の教伝を受けた。「慶 年七十餘。子無し」。そのとき慶は七十を過ぎていた。現代とは違い、七十歳は高齢と看做せる。後を継ぐ息子がいなかった。そしてその教伝の様子が描写される。

　「意をして 盡 く其の故方を去らしめ、…」。まず、これまでに習った医術のすべてを棄てさせた。当時の医家たちはそれぞれの独自の〈治療世界〉を持っていたと思われる。そして〈治療世界〉群の連関や分布を知る全体図が存在しなかった。闇のなかにさまざまな生命体が近接するものとのみ接触して生きていたような状況であった。それぞれの〈治療世界〉は接触してくるものを排除しなければ存続が保てない場合もあったであろう。排他的な性質が生命力の証しであったとも言える。陽慶は淳于意が学んだ〈治療世界〉群のすべてを否定した。みずからの〈治療世界〉の正しさに自信があった。「更に 悉 く禁方を以て之に予へ、…」。そして、秘伝の医術を余すところなく授けた。「ことごとく」と訓ずる「盡」と「悉」の二字に注目したい。「盡」は、その上部の「聿」が「はけ」とか「ふで」の象形で、下部に「皿」を付けて、皿の上のものを「はけ」で払い除く、つまり「自分から分離する遠心性の、ことごとく」である。それに対して、「悉」は、上部にある

「采」が獣の爪の象形で、動物が爪で獲物を自分の方に向けて引っ掻き引き寄せる、即ち「自分に寄せる求心性の、ことごとく」である。陽慶は淳于意がこれまで学んだ医術をすっかりすべて掃き捨てさせて、次に淳于意がその空いたところに陽慶の医術を掻き入れ、いっぱいに詰め込むようにさせた、のである。『史記』の作者・司馬遷は「盡」と「悉」の個性を踏まえて用いている。文脈の上に大事なメッセージを含んで並ぶ漢字は、さながら、経絡の上に並ぶ経穴のように見えてくる。

　「黄帝・扁鵲の脈書を傳ふ」。「脈書」を狭義に取れば脈診の書である。広義に取れば学脈の書である。いずれにせよ陽慶は黄帝派の医術と扁鵲派のそれを併せ持っていた。それがそのまま淳于意に流れ入ったということになる。この部分は中国医学史を考えるうえで実に重要な箇所と言える。陽慶は黄帝派の流れと扁鵲派の流れが異なるものであると理解していた。そして、これら二つを合流させることに意義があると考えていた。かつまたそれが自己の〈治療世界〉に絶対的な自信を抱く源泉となっていた。淳于意はこうした流れに浴する幸運を得たのであった。

注

1）角屋明彦、『古典のなかの〈治療世界〉：〈癒〉へのインサイド・アウト』、白帝社、2016 年 8 月、そのなかの「淳于意の〈治療世界〉」を参照されたい。

2）数ある『史記』の注釈本のうちで、本書は『史記評林』巻 105 を用いる。明・万暦四（1572）年に刊行されたこの本は、それまでの『史記』研究の集大成であった。『史記』の和刻本はこれに依拠

しており、研究者および治療家の脳裏に淳于意の鮮烈なイメージを与えた。その同じ目線に立ち、感動を共にしようと思うのである。

3） 劉 将 閭。斉の悼恵王・劉 肥の子で、文帝四（前 176）年に陽虚侯、文帝十六（前 164）年に斉王に封ぜられる。景帝三（前 154）年の呉楚七国の乱に関わり、服毒自殺した。諡号は孝王。

4） 前掲注 1）の「淳于意の〈治療世界〉：Ⅱ〈流〉のアジャストメント」、第 1 章の第 1 節「斉の風土」に詳述。

5） 前掲注 1）の「淳于意の〈治療世界〉：Ⅱ〈流〉のアジャストメント」、第 1 章の第 2 節「姜姓斉から田姓斉への転換」に詳述。

6）『漢書』百官公卿表に「公士、上造…」と並ぶ二十級の第八位で、かなりの高爵であるが、爵位から陽慶の姓に転じたものとも考えられる。

7） 貝塚茂樹編、『角川漢和中辞典』、角川書店による。

8） 諸橋轍次、『大漢和辞典』、大修館書店による。

第2節　修業から修行へ

　師の陽慶は淳于意に黄帝・扁鵲の脈書を伝えた。この脈書がどういうものであったかは不明である。しかし、並列して記されるのだから、黄帝と扁鵲の二つの流れがあったということがこれで明らかである。つまり両者は異質なものと看做されていたこと、同等の重要度をもっていると評価されていたこともわかる。そうした認識を持って司馬遷が『史記』を書いたのか、それとも司馬遷より以前からの知見であったのか、それも不詳であるが、少なくとも陽慶は黄帝派と扁鵲派のふた流れを一つ身に受け継ぐ機会に恵まれた人物であり、その流れが淳于意に注がれた。そういう〈話〉である。この〈話〉から我々がみずからを癒すために何かを読み取ろうとすることにしたい。

【原文】
五色診病、知人死生、決嫌疑、定可治。及藥論甚精。受之三年、爲人治病、決死生多驗。然左右行游諸侯、不以家爲家、或不爲人治病。病家多怨之者。

【書き下し文】
五色もて病を診し、人の死生を知り、嫌疑を決し、治すべきを定む。及び藥論も甚だ精し。之を受くること三年、人の爲に病を治し、死生を決するに驗多し。然れども左右に諸侯に行游し、家を以て家と爲さず、或いは人の爲に病を治せず。病家之を怨む者多し。

「五色もて病を診し…」。身体の表面に現われる五つの色で診察するというのである。五つの色とは青・赤・黄・白・黒であり、この診察法を「五色診」と言う。自然界には無限に多様な色彩がある。そのなかからこの五つを選んだのは「五行思想」に依っている。この思想こそ淳于意の〈治療世界〉を育んだ臨淄の「稷下学宮」で展開されたものであった。おおまかに言えば戦国時代の斉国は春秋時代の斉国から政権を「簒奪」してできたのであって、後者（田姓斉）はその「簒奪」のイメージを払拭して前者（姜姓斉）に対する優越性と正統性を表明する必要があった。伝説のなかで凶逆な炎帝は黄帝の正義によって滅ぼされた。炎帝はその姓が「姜」であった。そしてみずからを黄帝の末裔であると主張する田姓斉では黄帝伝説が盛行を極めた。全国から有能な人士を集めて保護・優遇し、自由に研究活動ができる学府を設置した。それが「稷下学宮」である。ここに集う人々が黄帝の名が題名に入る所謂「黄帝書」を作り出していった可能性が大きい。そのなかに『黄帝内経』もある。

この「稷下学宮」に騶衍という人物がいた。彼はそれまでの「五行思想」を整理して「土→木→金→火→水」という相剋・放伐関係の連鎖を述べた。土砂の流れは木の柵が食い止める。その木は鋸や斧など金物が切り倒す。金属は火に溶かされる。火は水が消す。これを色で言えば「黄→青→白→赤→黒」の順の変化であり、政治と結び付けて「黄帝（を初めとする五帝）→夏→殷→周→□」と交替する摂理を説いた。当時は弱体化したとは言えまだ周王朝の時代であった。その周の次に出現する王朝に人々の関心は集まっていた。それは□に位置する、つまり最後の水の徳

16

を豊かに持つ王朝である。各国政権が我こそはと自己を主張したが、結局、秦の王・政がそれを成就し、始皇帝を名乗った。しかし統一王朝・秦は短く終わり、代わって登場した漢はみずからを秦の位置に置いた。「漢＝水徳」説である。この説を上申したのが丞相・張蒼で、その上書を受け取ったのが文帝なのである。しかし、魯の人・公孫臣が「土→木→金→火→水」→「土→木→金→火→水」→…というふうに循環するものとし、漢朝を秦＝水徳の次にめぐる土徳の位置に置いた。「漢＝土徳」説である。これは一旦退けられるが、文帝十五（前165）年に黄龍が甘粛の地に出現したことが土徳の瑞祥であるとして、公孫臣の説が正しいと再評価され、彼は名誉を回復する。[3]

　さて文帝の名が浮上した。「黄帝書」の愛読者であり、黄帝や老子に関する「黄老思想」の熱心な信奉者であった文帝の時代にあって「五行思想」にもとづく「五色診」が医療の領域で使われていたことは十分に頷ける。「五色もて病を診し、人の死生を知り、嫌疑を決し、治すべきを定む」。師の陽慶はこの「五色診」を用いて五臓の状態を診断し、患者の治癒可能性を察知し、〈病〉の本質を見極め、治療方法を決定した。「五行思想」の盛んな斉の国の気風に合った医療であった。「及び薬論も甚だ精し」。それに加えて陽慶は薬剤についても精通していた。各種の治療方法を習得し、そうした複数の治療選択肢を使い分け、使いこなす。陽慶は当時の最先端の治療家であった。「之を受くること三年…、」。淳于意はこの師のもとで三年の間を学んだ。師・陽慶はこの弟子・淳于意とともに過ごすなかで、改めて黄帝派の医療と扁鵲派の医療の双方を深く探究し、同時に両者の相違性と補完性をいっ

そう強く認識していったであろう。師は扁鵲の〈話〉を弟子に語ったかも知れない。その昔、扁鵲が師・長桑君から信頼を得て医術の教伝を受けるまでに十年余りを費やしたこと、長桑君は秘薬〈長桑丸〉[4]と医書を授けると忽然と姿を消したこと、その後の扁鵲の研鑽、…。淳于意はおのれの幸せをひしひしと感じたはずである。師である陽慶と時間をともに過ごせる幸せ、疑念が心を占めれば師に質すことができる幸せ、師の〈治療世界〉のなかに溶け込んで一体となって生きてゆける幸せ、〈治療世界〉の外の風の冷たさとそれに比べての内の暖かさ、この幸せがいつまで続くかという怯え（おび）があるがために今を修錬のうちに埋没してゆこうとの堅い思い、…。こうして歳月は三年流れた。

「人（ひと）の為（ため）に病（やまひ）を治（ち）し、死生（しせい）を決（けつ）するに験（けん）多（おほ）し」。患者の治療にあたれば著効があり、〈病〉の成り行きを読み取る力も着いた。「部分から全体へ」という黄帝派の「〈天〉の医療」も「全体から部分へ」という扁鵲派の「〈全〉の医療」も学んだ。そして予期した以上の成果を修めた。「学校」ではないにせよ、「修業」は一応の終了を迎えたのである。しかしである。「学ぶ」ことは謙虚で緻密に「まねぶ」ことであらねばならないが、師・陽慶の〈治療世界〉のコピーがいかに精確にできあがってもそれだけでは淳于意の〈治療世界〉にはならない。ここからが彼が独自の〈治療世界〉を構築し、一人前の治療師になってゆくための「修行」であった。敢えて言葉を区別して、「修業」が自己か他者かのいずれにせよ人間の意思で進んでゆく学習であり、「修行」は人間を超えた存在が人間に与える試錬であると使い分けるならば、連日の峻厳な「修業」ののちに淳于意を待っていたものは新たな「修行」で

あった。

　人間を超えた存在は個々の人間の一番の弱点・欠点に試錬を与えるようである。これだけの最先端の医療を三年の歳月を賭けて学んでゆくうちに、初々しい希望は自信を伴って大きく膨らみ、誰にも負けない信念となり、やがては孤高・独尊の境涯になっていった。おそらく淳于意は自分でも気づいていたであろうが、人を癒すという〈治療世界〉の本義から徐々に離れていった。

　「然れども左右に諸侯に行游し、家を以て家と爲さず、或いは人の爲に病を治せず」。高位高官・貴族諸侯の招きに応じてであろう。あちこちを回り旅する生活が続くようになってしまった。人気という〈気〉に溺れてしまったのである。臨淄の治療院は留守となる日が多くなって、自分の都合を理由に患者の応対を拒むこともあった。そのようなおのれの下落を止めようと思っても、対処する暇のないうちに人はどんどん降下してゆくものである。「病家之を怨む者多し」。患者の怒りは恨みとなった。そして遂に訴えられることとなってゆく。

　「修業」説話はこれで一段落するが、考えようによっては、扁鵲倉公列伝の淳于意部分すべてが彼の「修行」説話であると言っても過言ではない。その「修行」は否応なしに彼の人格の深層部分を改変改革することになる。

注

1）春秋時代と戦国時代の境は前403年とされている。本家であり「王」を称する周を実質的に凌いでいた分家の晋がこの年、韓・魏・趙に三分されて消滅し、周は残存したものの一諸侯に転落

し、各地の諸侯がそれぞれ「王」を称し、相互に侵略・同盟して攻防を繰り返した。一方、斉では内乱が起こり、前386年に家臣・田氏が国権を握り、国号・斉はそのままにして諸国との競合に参加していった。時代の区切りと斉国の政権交代年は一致しないが、概して言えば、ほぼ同時期であると言えよう。

2）黄帝と田姓斉との関係については、角屋明彦、『古典のなかの〈治療世界〉：〈癒〉へのインサイド・アウト』、白帝社、2016年8月、そのなかの「黄帝の〈治療世界〉」に詳述。

3）『史記』孝文帝紀、及び『漢書』文帝紀による。このあたりの事情は、小林信明、「五徳終始説攷」（同、『中国上代陰陽五行思想の研究』、大日本雄弁会講談社、1951年11月、第5章）など既に研究蓄積の層が厚い。小林は、前漢も後期に入ると五行配列は組み替えられて「木→火→土→金→水」→「土→木→金→火→水」→…という順に循環する相生・禅譲関係になっていったと説明している。

4）〈長桑丸〉の命名事情については、角屋明彦、『扁鵲の〈治療世界〉：〈全〉の医療』、白帝社、2018年4月、13ページ。

第2章　淳于意訴訟説話

第1節　護送されて西へ

　「修業」を終えた淳于意は治療師としての活動に入った。しかし、〈病〉を介して人と接触する毎日は困難の連続であったろう。治療師に豊かな治療経験があるかないかに拘わらず、患者は少しでも早く苦痛を消して欲しい。患者の強い要求に、治療師は経験不足でも落ち着いて施療する必要がある。そのこと自体がまず治療師自身の心のなかに葛藤を生じさせる。それを制御するだけでも容易ではないうえに、患者から厳しい批判を浴びれば治療師の心が軋み、歪み、そして病んでゆく。挫折して廃業に向かう治療師は少なくない。なんとか危機を乗り越え、平穏を保ちつつ医業に励めば、徐々に安定してゆくであろうが、〈病〉を介して人の命の保全に関わる接触はいつ何が起こるかわからない。死ぬまで続く試練の道筋である。であれば、治療師になる「修業」は卒業しても、治療師としての「修行」に卒業はない。殊に、淳于意は黄帝・扁鵲の二つの流れを併せ受け継いだ者として自信もあれば自負もある。その自信が過信に、自負が傲慢にならないように常に自重してゆくことは至難である。その彼の辿る道を覆った暗雲のような事件を見ることにする。

【原文】

文帝四年中、人上書言意、以刑罪。當傳西之長安。意有五女。隨而泣。意怒罵曰、生子不生男。緩急無可使者。於是少女緹縈傷父之言、乃隨父西。

【書き下し文】

文帝四年中、人上書して意を言ふに、刑罪を以てす。傳して西のかた長安に之くに當す。意に五女有り。隨ひて泣く。意怒り罵りて曰く、子を生むも男を生まざるなり。緩急に使ふべき者無しと。是に於て少女緹縈父の言を傷み、乃ち父に隨ひて西す。

「文帝四年中、人上書して意を言ふに、刑罪を以てす」。淳于意は訴えられたのである。誰がどのようなことで訴えたのか、経緯はわからない。治療師として名を上げた彼はあちこちから引っ張りだこの売れっ子であったろう。臨淄の治療院は院長不在が続いたり、治療を拒否したりするうちに、多くの患者から怨まれ、それがお上への訴えとなってしまった。これは最古の医療裁判の記録の一つである。冒頭に「文帝四年」とあるが、『史記』孝文本紀には、十三年の項に、

〇五月、齊の太倉の令淳于公、罪有りて刑に當す。

とあるので、ここは四年が誤りで十三年を正しいとする通説に従うことにする。[1]

漢王朝は、秦王朝の崩壊後の劉邦と項羽による漢楚争覇を経て前202年に成立した。劉邦は初代皇帝・高祖（在位：前202〜前

195）として王朝の基礎を創った。第二代・恵帝（在位：前195〜
前188）の頃から政権の中心に高祖の正室・呂后が大きな位置を
占め、後世に「呂后専横」として悪名高い政治が運営された。呂
后は王統・劉家よりも呂家の人々を優先して政治に参加させ、呂
氏繁栄の妨げとなる王族・功臣を幽閉したり毒殺したりなどして
除いた。第三代皇帝には幼い少帝恭（在位：前188〜前184）を擁
立したが、やがて廃殺、またも幼い第四代・少帝弘（在位：前
184〜前180）を擁立、と操作を重ねた。しかし、その呂后が前
180年に死ぬと、朝廷の重臣たちによって呂氏一族は誅滅される
に至る。この混乱を収拾し、劉家の血統を保ち、政治を刷新する
期待を担う人物として、高祖の庶子である代王・劉恒が浮上し
た。重臣たちは代王に即位を懇願した。代王ははじめ固辞したが
のちに応諾して帝位に就いた。これが文帝であり、淳于意の医療
裁判はこの文帝統治時期に起きたのである。

　「傳して西のかた長安に之くに當す」。「傳す」とは「駅から駅
へと送られる」「駅伝される」ということ、「當す」は「判決が出
る」という意味である。斉の臨淄から遥か西の都・長安に護送さ
れることになってしまった。「意に五女有り」。淳于意には娘が五
人いた。家業を継ぐ息子はいなかった。「隨ひて泣く」。五人の
娘は父親に泣いて纏った。「意怒り罵りて曰く、子を生むも男
を生まざるなり。緩急に使ふべき者無しと」。淳于意はこれに対
し、腹を立て罵って言う。子供はいるが、男の子がいない。女で
はこういういざというときに役に立たぬ。ずいぶんと厳しい言葉
である。しかし、実際のところ男性優位の封建の世にあっては、
女性が政治的な交渉をしたりすることは確かに不可能に近かっ

た。とは言え、悲しみ泣く娘たちに与える父親の言葉としては冷たい。このあたりにやや狭量な彼の性格が表れているようでもある。それが事件の深因であり、彼の根本的な〈病〉であるのかも知れない。

「是に於て少女緹縈 父の言を傷み、…」。「少女」とは「末娘」である。その名は「緹縈」。「緹」は「赤い絹の布」。「縈」は「めぐる、まつわる、まとう[2]」。「赤い絹の布でくるまれた娘」である。師である陽慶から「五色診」を伝授された淳于意が、「五行思想」の盛行していた戦国時代の「稷下学宮」の学風を色濃く受けた斉の都・臨淄を医療活動の舞台とし、漢王朝全体を統治する文帝が「黄老思想」「五行思想」を熱心に信奉していたという背景を考えれば、淳于意が五人の娘に青・黄・赤・白・黒の「五色」をイメージする命名をした可能性もある。ともあれ、五人娘の末の緹縈が父・淳于意のこの言葉に心を痛め、一大決意をした。「… 乃ち父に隨ひて西す」。この「乃ち」は「意外」を表わすと取れる。なんと驚いたことに、西の彼方の長安まで付いて行ったのである。周囲は止めたに違いない。しかし、この娘の決心は固かった。「緹縈救父説話」とも言うべきこの話は人々の心を感動させた。前漢の劉向は『列女伝』を書いたが、そのなかに弁説の通った女性の話を集めた弁通伝を設け、そこに分類・採録している。以下にその前半を引く。

　　○齊の太倉女は、漢の太倉令 淳于公の少女なり。名は緹縈なり。淳于公 男無く、女五人有り。孝文皇帝の時、淳于公 罪有り、刑に當す。是の時、肉刑尚ほ在り。詔獄して長安に繋がんとす。行くに當り會々逮せんとするに、公

罵りて曰く、子を生むも男を生まず。緩急に益有るに非ずと。緹縈自ら悲泣して其の父に隨ふ。

大筋に『史記』との違いはないが、表現が異なる。他にもこの「緹縈救父説話」を伝える記事は多い。この話に心を動かされた人々がそれぞれの言葉で語り伝えようとしたものと思われる。

淳于意は斉の臨淄から西方の長安に罪人として旅をすることになった。罪人であるからには拘束された不自由な道行きである。そしてその道筋は、その昔、扁鵲が辿った道に重なる。淳于意は寄り道なくまっすぐの道であったはずである。扁鵲は『史記』扁鵲倉公列伝によれば、臨淄から邯鄲、邯鄲から洛陽、そして洛陽から咸陽へと順次移っていった。それは単なる移動ではなく、斉からの逃避であると同時に、滞在する町それぞれが求める医療を提供しつつ学び、学びつつ提供する旅、言葉を換えれば、町そのものを癒そうとするものであった[3]。それに引き比べれば淳于意の旅はみじめな移送であった。長安での処刑を待つ罪人の護送、それは護送する下級役人にとっては甚だ厄介な仕事である。護送そのものが刑罰の一端であるから、苦しめ苛みながら道行く人々に見せしめることになる。温情をかけるなどしなくてよい。淳于意はこの屈辱を味わいながら何をどう思ったであろうか。治療師としての自分を見返りもしたであろう。あのとき、ああすれば、こういうことにはならなかったろう、と過去の折々に思いを馳せたかも知れない。罪人の境遇になってからでは遅すぎるのではあるが、この旅路は彼にとって人生の貴重なひと齣、自己治療のひとときであったはずである。しかも彼の辿るルートは、遠く時を超えた過去の恩師、扁鵲の逃避ルートであった。師と同じ道を辿る

弟子。もし師・扁鵲の魂というものがあるとするなら、師の魂は弟子の身に寄り添おうとしたであろう。それは淳于意にとっては哀しくも幸せな旅であった。上空には鵲（かささぎ）が舞っていた、そう思いたい。

注

1）『史記』孝文本紀は、文帝六年の項のあと七年から十二年の項を欠いている。作為か否かはわからないが、何らかの理由による脱簡と考えられ、このあたりの記述内容の信憑性が問われている。『漢書』文帝紀には十三年の項に「五月、肉刑の法を除く」とだけ記されていて事件の記述がない。

2）藤堂明保編、『漢和大字典』、学習研究社による。

3）角屋明彦、『扁鵲の〈治療世界〉：〈全〉の医療』、白帝社、2018年4月、第5章「扁鵲逃避行説話」に詳述。

第2節　末娘・緹縈の上書

　淳于意は肉刑に処されることとなり、その執行のため西方の都・長安へ護送されてゆく。健気にも末娘の緹縈が同行した。

【原文】
上書曰、妾父爲吏、齊中稱其廉平。今坐法當刑。妾切痛。死者不可復生。而刑者不可復續。雖欲改過自新、其道莫由。終不可得。妾願入身爲官婢、以贖父刑罪、使得改行自新。書聞。上悲其意、此歳中亦除肉刑法。

【書き下し文】
　上書して曰く、妾の父　吏爲るや、齊中其の廉平を稱す。今　法に坐し刑に當す。妾　切に痛む。死者は復た生くべからず。而して刑者は復た續ぐべからず。過ちを改め自ら新たにせんと欲すと雖も、其の道に由莫し。終に得べからず。妾願はくは、入身して官婢と爲り、以て父の刑罪を贖ひ、行なひを改め自ら新たにするを得しめんと。書聞す。上　其の意を悲しみ、此の歳中に亦た肉刑の法を除く。

　一行は都・長安に着いた。そして緹縈は時の皇帝・文帝に上書した。書いたとは言っても、本人が書いたのか、誰かに書いてもらったのかはわからない。ともあれ、皇帝に上書するとは大胆な行為である。その文面に、「妾の父　吏爲るや、齊中其の廉平を稱す」とある。淳于意は斉の国の穀物倉庫管理に携わる機関の

長官をしたのでそれを言うのであろう。わたくしめの父は公務を持つ人間であり、その清廉・公平は斉国内で称賛されています。「今 法に坐し刑に当す」。その父が法に触れ、刑を施されようとしているのです。「妾 切に痛む。死者は復た生くべからず。而して刑者は復た續ぐべからず」。わたくしめは心痛く思います。死んでしまえば生き返ることはできません。刑を受ければ切られてしまったものをつなぐことができません。「過ちを改め自ら新たにせんと欲すと雖も、其の道に由莫し。終に得べからず」。過ちを悔い改めてもう一度やり直そうと思っても、そのすべも無く、甲斐無く終わってしまいます。「妾 願はくは、入身して官婢と爲り、以て父の刑罪を贖ひ、行なひを改め自ら新たにするを得しめん」。どうかお願いいたします。わたくしめを婢としてお買い上げいただき、そのお金で父の罪を償いたいのです。そして父が行ないを改め、心新たにやりなおせるようにしてやりたいのです。

　これは「贖罪」というものである[1]。『漢書』恵帝紀に銭六万で死刑を免ずる記事があるのが漢代の最初の記録で[2]、約百年のちの武帝の時代に至ると金額が激増して五十万銭となる[3]。『史記』の作者・司馬遷はこの武帝に仕えたが、匈奴に降った将軍・李陵を弁護して帝の怒りを買い、死刑を宣告される。五十万銭は司馬遷には作れなかった。のちに友人に宛てた書簡中に「家貧しく財賂以て自ら贖ふに足らず」と記している[4]。『史記』完成のために生き残ることを大事とみた彼は恥辱を甘んじて受け、遂には宮刑に処されたのである。

　淳于意の肉刑は死刑ではないにしても、その免除にはやはりか

なりの金額が必要であったと考えられる。このとき緹縈が何歳であったのかはさだかではないが、仮に買い上げが成立したとしても、「贖罪」には遥かに足りない値であったに違いない[5]。しかし、緹縈の上書は父・淳于意が「贖罪」の対象である吏であったことを押さえている。死者・刑者が済生不可能であることを慨嘆し、些少ではあっても我が身の売却によってできる金銭を差し出す代わりに父親に更生の機会を与えてくださいと、計算を度外視した哀訴である。知恵者による巧みな作為が上書作成の裏に働いていた可能性もあるが、父親を救いたいばかりの純粋無垢な心からの愁訴と思いたい。

「書 聞す」。緹縈の上書は文帝の読むところとなった。緹縈は文帝の心を動かした。言葉を換えれば、真の意味での「贖罪」の懇願に文帝の心が共鳴したのである。では、文帝の心のなかの何が緹縈の書面に共鳴したのだろうか。それは単なる同情、一時の感傷ではなかった。「上 其の意を悲しみ、此の歳中に亦た肉刑の法を除く」。『史記』孝文本紀にはこのときに文帝が発した詔勅が記録されている。

　　　○乃ち詔を下して曰く、蓋し聞く、有虞氏の時は、衣冠に畫き、章服を異にし、以て僇しめと為し、而して民、犯さざりき。何となれば則ち至治なりければなりと。今法に肉刑三有り。而も姦止まず。其の咎 安くにか在る。乃ち朕が徳薄くして教へ明らかならざるに非ずや。吾 甚だ自ら愧づ。故に夫れ馴道 純ならずして、愚民焉に陥る。詩に曰く、愷悌の君子は民の父母なりと。今 人、過ち有り。教へ未だ施さずして刑焉に加ふ。或いは行ひを

改めて善を爲さんと欲すとも、道 由母きなり。朕甚だ之を憐む。夫れ刑 支體を斷ち、肌膚を刻み、終身息せざるに至るは、何ぞ其の楚痛にして不德なるや。豈に民の父母たるの意に稱はんや。夫れ肉刑を除け、と。

聞くところによれば、有虞氏帝舜の時代には、政治が至上のものであったがゆえに、罪人の衣冠に色や模様をつけて衣服を異にして辱しめとしただけで、民は罪を犯さなかった。しかし今は、法として肉刑が三項目あるのに犯罪はやまない。その咎はどこにあるのであろうか。それは朕の德が薄く、訓導が明確でないからであろう。朕は甚だ恥ずかしく思う。そもそも教化が純良でないから愚民は罪に陥るのである。『詩経』に「和楽安易の德のある君主は民の尊び親しむ父母である」とある。今、民に過失があると教化を施さないうちに刑罰を加える。或いは民が行ないを改め、善行をなそうとしても、その道が無い。朕はこの事を甚だ憐れに思う。いったい刑罰は手足を断ち切り、皮膚に傷つけ、生涯もとには戻せないものであって、何と痛ましく、不德のことではないか。これでは、どうして民の父母たる君主と言えようか。早速にも肉刑を廃止せよ。

「呂后専横」の魔手を遠く離れた北国・代の王・劉恒は、呂后病没・呂氏一族殲滅ののち、漢朝重臣一同の懇請に応え、危険を承知ではるばると都・長安に乗り込んだ。そして、かつて呂后が行なった恐怖政治による政治混乱と世情不安を払拭すべく帝位に就いた。第五代・文帝である。それは見ようによっては病んでいる漢朝政治を治療しようとする治療師も同然の姿であった。けれども病根は深く施療を阻む悪因がいくつも重なっていた。第一に、

諸侯王の存在である。帝室と同姓の劉氏一族は既に各地に分封されて独自の領国経営をしていたが、なかには劉恒が帝位に登ったことに不満を持ち、我こそはと思う者もいた。とりわけ東部に広大なひろがりをもつ斉の国は文帝にとって頭痛の種であった。[7]そうした封建領域が漢の国土の大半を占めており、文帝政権が思うように支配でき、税収入が得られる地域は限られていた。[8]第二に異民族・匈奴の脅威、第三に漢朝建国の功臣の発言権の強さ、…と挙げればきりがない。この難局を打開すべく文帝は苦悶していた。苦悶しつつ法制や税制などに改革を展開していたのである。淳于意の医療裁判はこういう状況にあった文帝の治政下に起き、緹縈の上書は文帝の読むところとなった。劉向の『列女伝』には以下のようにある。

　　　○君子謂へらく、緹縈の一言、聖主の意を發けり。

　嘆願書を差し出したのは五人娘の末の緹縈であった。[9]受け取った文帝は漢朝に巣食う政治の〈病〉と苦闘していたのであり、これは一服の清涼剤、政治改革のための頓服としての価値があった。文帝がこれを活用しないはずがなかった。淳于意が刑を受けずに赦されたばかりか、肉刑自体が廃されたのには文帝側にこうした特殊な事情があった。ひと言で言えば、文帝が苦しみ悶える「悩める帝」であったからなのである。[10]

注

1）八重津洋平、「漢代贖刑考」、『法と政治』、10-4、関西学院大学法政学会、1959 年 11 月に啓発されてまとめれば、「贖罪」の第一義は「莫大な経済的負担の辛苦を味わって〈罪〉を減却させること、罪

滅ぼし」であり、〈罪〉を犯した者がそれを償い、〈罪〉に汚れた心を浄化しようとすることで、そこには身分の上下・貧富の区別はなく、個人の内的な営為が中心である。それが変質して、相当額の金品を差し出して罪に許しを請うものとなった。政治的・社会的な行為であり、高位や富裕であればこそできる特権であった。これが「贖罪」の第二義である。しかし当時においての実質は「贖刑」であり、宣告された〈罰〉より低い〈罰〉を買うものであった。

2）『漢書』恵帝紀にある即位当初（前195）の年の十二月に「民 罪有り。爵 三十級を買ひ、以て死罪を免ずるを得」とある。爵一級が銭二千として三十級分の銭六万を納めれば死刑が免除される計算になる。

3）『漢書』武帝紀の天漢四（前97）年九月と太始二（前95）年九月に重複して「死罪をして 贖 銭五十萬を入れしめ、死一等を減ず」とある。

4）『漢書』司馬遷伝にある「任安に報ずるの書」。

5）『史記』貨殖列伝をもとに宮崎市定は「僮（＝奴隷）一人の価格は一萬乃至一萬二千という所である」と計算している。宮崎市定、「史記貨殖傳物價考證」、『京都大学文学部研究紀要』、4、1956年11月、468ページ。この数値は売価であるから、身売りの際は当然ながらこれ以下に買いたたかれたであろう。

6）『詩経』大雅泂酌篇。

7）鎌田重雄は文帝の諸侯王対策が常に斉を念頭に置くものであったと述べている。鎌田重雄、「漢朝の王国抑損策」（同、『秦漢政治制度の研究』、日本学術振興会、1962年12月 所収）、208ページ。

8）薄井俊二、「漢の文帝について：皇帝としての権威確立問題、及び

対匈奴問題をめぐって」、『埼玉大学紀要　教育学部』、44-1、1995年3月は、文帝即位の時点で、朝廷の直接支配下にあったのは十五郡で、その二倍以上の三十九郡が諸侯王の支配下にあったと指摘する。

9）手には陽に三本、陰に三本の経絡が走行し、その端末は指に位置する。しかし指は五本であり、実は小指が二本の経絡を担当する。すべての指が重要な働きをしていて、いずれも欠くことはできないが、一番小さい存在の小指が〈気〉の巡行のうえできわめて大きな意味を持つ。五人娘の末の緹縈が父・淳于意を救ったこの説話の示唆するところは深遠である。甚だしい私見の付加を寛恕されたい。

10）角屋明彦、『古典のなかの〈治療世界〉：〈癒〉へのインサイド・アウト』、白帝社、2016年8月、「悩める帝・黄帝」に詳述。

第3章　漢文帝下問説話

第1節　悩める帝・文帝

　臨淄から長安への遥かな旅路を越えて文帝に嘆願してくれた末娘・緹縈、その上書に眼を通して慈悲溢れる英断を示された文帝、そして記録に名を残さない他の多くの人の支えによって淳于意は救われた。それらの人々に感謝し、辛うじて保つことのできた身体を大切にしながら、彼は臨淄の治療院に戻って施療を再開した。治療院を留守にして諸侯の招くままにあちらこちらを遊行していた過去を反省し、心新たに、そして今度は本気で自己の〈治療世界〉を構築し始めた。

　それからどれだけの月日が経過したかは不明であるが、文帝からお召しがかかった。『史記』扁鵲倉公列伝にその描写を見る[1]。

　【原文】
　意　家居。詔召、問所爲治病、死生驗者幾何人、主名爲誰。詔
　問。故太倉長　臣意　方伎所長、及所能治病者、有其書、無有、
　皆安受學、受學幾何歳、嘗有所驗何縣里人也、何病、醫藥已
　其病之狀　皆何如、具悉而對。

　【書き下し文】
　意　家居す。　詔　して召し、爲に治する　所　の　病　、死生の驗

ある者 幾何の人ぞ、主の名を誰とか爲すを問ふ。 詔 して
問ふ。故の太倉の 長 臣意 方伎の 長 ずる 所 、及び能く 病
を治する 所 の者、其の書有りや、有る無しや、皆安くにか 學
を受くる、學を受くること幾何の歳ぞ、嘗て驗する 所 有るは
何れの縣里の人ぞ、何の 病 ぞ、醫藥の其の 病 を已やすの 狀
皆何如、具悉して對へよと。

「意 家居す」。思えば、罪人として長安へと護送されたあの旅
はみじめであった。狭い檻の中に入れられて肢体を伸ばすことも
できず、用便の自由もなく、汗くさい衣を着替えることも許され
ず、食事も水さえも飢えや渇きを癒すものではなく、沿道の人々
の視線に曝され、気も狂わんばかりの長い時間を耐えた。そして
その旅の果てに長安に待つ恐ろしい刑を思うと身も心も縮まっ
た。しかし、それはまた彼の人生の貴重なひとときでもあった。
黄帝派・扁鵲派の二つの流れを併せ受け継ぎ、研鑽を重ねて腕前
も上達し、人気も博するようになり、高位高官・貴族諸侯の招く
に任せてあちこちを巡り、結果、臨淄の治療院を留守にする日数
が増え、自分の都合で診療をしないことすらあった。そうした堕
落を何とかしようとは思うものの、自分では食い止めることもで
きずにいた。その挙げ句の訴訟沙汰であった。それは待ったなし
に人格を根底から改変し改革することになった。治療師としての
「修業」はより高次元の「修行」へと昇華したのであった。肉刑の
執行が刻々に迫っていた。けれども、ぎりぎりのところで破滅か
ら逃れることができた。これほど劇的な自己治療はない。末娘・
緹縈は遠路かつ難路を旅して、我が身を売ってでも父親を救って

くださいと上書してくれた。父として心底から感激した。その上書を受け取り、刑の執行を中止してくださった帝・文帝には臣民として衷心より感謝申し上げた。遠い昔の師筋にあたる扁鵲の魂に護られていればこそと感じ、その学流に浴する幸せを魂に刻んだ。実に多くのことを学んだ。黄帝の学流と扁鵲の学流の二つを併せ受け継いだ者として、自信と過信、自負と傲慢の中道を生きてゆこうと決意し、再び歩み始めた。

　こうして淳于意の自己治療はひとまずの完結を見た。そこに舞い込んだのが、文帝からの召喚であった。「詔《みことのり》して召し…」。彼は出迎えの馬車に胸を張って乗り込んだに違いない。二つの医療の流れを調整して構築しつつある自分の〈治療世界〉のありのままを文帝の御前に披瀝する。まさに栄誉の道行きであった。

　さて、その淳于意を長安で待ちかねていた文帝は眼前に立った淳于意を何と呼んだであろうか。周知のように現行の『黄帝内経』素問は上古天真論篇から始まっている。その冒頭に、
　　○昔《むかし》黄帝《くわうてい》生まれながらにして神霊《しんれい》、弱《よわ》にして能く言ひ、幼にして徇齊《じゆんさい》、長じて敦敏《ちやう》《とんびん》、成りて登天《な》《とうてん》す。
とあって、『史記』五帝本紀の黄帝の一代記の最初の部分と同一である。五帝本紀はこれに続いて、黄帝が秩序を乱す多くの政敵を平らげ、国政の基を築き、国家に平穏と安定を齎《もたら》した物語、つまりは黄帝が「雄々しき帝」であったことが縷々描かれている。それに対し、素問・上古天真論篇は上記引用部分に続いて、
　　○迺《すなは》ち天師《てんし》に問ひて曰く、…《と》《いは》
と書かれ、黄帝が〈天〉の理を修めた師＝岐伯に対して医療に関する質問を開始するのである。ここに使われている「迺ち」は

「なんと驚いたことに」という意外性を表わす[2]。「雄々しき帝」が実は施政の空転に頭を抱える「悩める帝」であったという驚きをこの一字が象徴している[3]。「悩める帝」黄帝は問題解決の手掛かりを求めて、岐伯を「天師」と仰ぎ、天師・岐伯に次々と下問してゆく。救いを託す師に対して最大限の尊崇の念を込めて接したと考えられる。

　話は文帝と淳于意に戻る。文帝は淳于意を何と呼んだであろうか。文帝がもしこの上古天真論篇（もしくはその原型となる論篇。或いはそのように限定しなくとも、のちの『黄帝内経』を成してゆく論文のいずれかひとつでも）を読んで、その主旨を理解していたならば、黄帝と同じく施政の運営に悩む文帝はみずからを黄帝の位置に置き、淳于意を岐伯として尊崇の意をもって対したのではないだろうか。文帝は天師・淳于意に次々と下問してゆく。「爲に治する所の病、死生の験ある者　幾何の人ぞ、主の名を誰とか爲すを問ふ」。どのような病を治療したのですか。診断に効果があった人はどれほどいましたか。病人の名前は何と言いましたか。

　「詔して問ふ」。文帝と淳于意は書面でも質疑応答を交わした。『史記』は淳于意の立場から一連の下問を描写している。「故の太倉の長　臣意　方伎の長ずる所、…」。元の太倉長である私・淳于意の医術の優れたところはどこであるのかお尋ねになりました。「及び能く病を治する所の者、…」。それから、どのような病を治すことができたのか。「其の書有りや、有る無しや、…」。医術について書いた書物が有るのか無いのか。「皆安くにか學を受くる、…」。そうした医術はいったいどこで教伝を受

けたのか。「學を受くること幾何の歳ぞ、…」。何年間教えを受けたのか。「嘗て驗する所有るは何れの縣里の人ぞ、…」。効験があったのは何県何里の人であったのか。「何の病ぞ、…」。それはどういう病であったのか。「醫藥の其の病を已やすの狀皆何如、…」。医術と薬がどのようにその病に効いていったのか。文帝は知恵のヴェールをあけてゆく子供のように嬉々として無邪気に、躊躇も遠慮もなく問うている。

　「具悉して對へよと」。すべて詳細に答えよ、帝からのご下問はそのようでありました。ここに使われる「具」の字は単独では「つぶさに」、「悉」は「ことごとく」と訓読する。文帝は抽象的な概念を並べた理論・理屈よりも具体的な実例が聴きたかった。それもできる限りのすべてを。一説によれば、「悉」の上部にある「釆」は獣の爪の象形で、動物が爪で獲物を自分の方に向けて引っ掻き引き寄せる意味があるという[4]。

　文帝は淳于意が持つ知識のすべてを自分に寄せて集め、そのなかから漢朝政治再興の手掛かりを見つけ出したかった。政局と世情の混沌に秩序を回復し、可能な限り高質な秩序へと高めてゆく責務を強く認識していた。そのためには医学の知識も活用したい。本来ならば、秘伝として師から愛弟子にのみ伝授されていくものであろうが、受刑者・淳于意を救った皇帝直々の質問である。何一つ隠すことなく答えてくれるに違いない。天師・淳于意が自分とこの国を救ってくれるに相違ない。文帝はきわめて真摯かつ深刻な病識を持っていた。

　文帝は実に「悩める帝」であったのである。

注

1）青木五郎、『史記（列伝四）』、新釈漢文大系91、明治書院、2004年6月、176ページの余説にあるように、王利器主編、《史記注译》、四、列传（二）、三秦出版社、1988年11月、頁2221は、本書で「漢文帝下問説話」として扱う「意 家居。…」以下の記述に、①文帝が数年間に複数回に亘って下問した可能性、②文帝の後継者である景帝も下問した可能性、③景帝の次の武帝が下問した可能性、④皇帝による下問ではなく、獄中での訊問の記録である可能性、を注記している。その解明は今後の実証的研究に期待がかかるが、本書は史実実証をひとまず措いて、文帝が淳于意に下問したという説話としての意味を考えたい。〈話〉の持つ〈癒〉の力を抽出することを急務としたいのである。

2）諸橋轍次、『大漢和辞典』、大修館書店の「洒」の項の筆頭に「おどろいた時のこゑ」とある。漢和辞典の字義・解字の部分は辞典執筆者が研究蓄積にもとづいて創意工夫を込めるので、読み応えがあるが、人によってかなりの違いがある。「洒」についても他の辞典はまた別の説明をしている。その列挙は避けるが、それぞれを有意義な〈話〉とし、ここでは本文を読解するうえで最も有効なものを参照することにする。

3）角屋明彦、『古典のなかの〈治療世界〉:〈癒〉へのインサイド・アウト』、白帝社、2016年8月、「悩める帝・黄帝」に詳述。

4）諸橋轍次、前掲書。「采は獣の爪。獣が爪で他獣の心臓を抉り、取り盡くす意」とある。求心性の「ことごとく」と取れる（本書13ページに既述）。こうして見れば、文脈の上に並ぶ漢字のいずれもが大事なメッセージを含んでいるように見える。経絡の上に並ぶ経穴のすべてに大切な意味があるのと同じである。

第2節　中国医学史の二重らせん

　この巨大な漢の国と、漢を統べるこの一個の人間である私を混沌のなかから救い出して欲しいとの文帝の心底からの願いを淳于意は確と受け止めた。「喜んでお話いたしましょう」とはどこにも書いてないが、彼がそうした気持ちで語り始めたであろうことは容易に想像できる。そもそも治療家それぞれが構築しつつある〈治療世界〉なるものは、自己の想念と日々の臨床だけでは見えてこない。その様を映し出す〈鏡〉が必要である。このとき淳于意はそれを見つけた。今しも眼前に存在する文帝こそ〈鏡〉であった。しかも文帝のほうから〈鏡〉になろうとしているのである。これほど稀有かつ貴重な機会はない。そう考えると、実は淳于意の〈治療世界〉は文帝との対話を通して形になっていったと言える。逆に言えば、文帝との対話がなかったならば彼の〈治療世界〉は整っていかなかったのである[1]。

【原文】

　臣意對曰、自意少時喜醫藥。醫藥方、試之多不驗者。至高后八年、得見師臨菑元里公乘陽慶。慶年七十餘。意得見事之。謂意曰、盡去而方書。非是也。慶有古先道。遺傳黄帝・扁鵲之脈書。五色診病、知人生死、決嫌疑、定可治。及藥論書甚精。我家給富。心愛公。欲盡以我禁方書悉教公。

【書き下し文】

臣意對へて曰く、意 少き時より醫藥を喜む。醫藥の方、之を

40

試みるに験あらざる者多し。高后八年に至り、師の臨菑元里の公乘陽慶に見ゆるを得。慶年七十餘なり。意見ゆるを得て之に事ふ。意に謂ひて曰く、盡く而の方書を去れ。是に非ざるなり。慶に古先の道有り。黄帝・扁鵲の脈書を遺傳す。五色もて病を診し、人の生死を知り、嫌疑を決し、治すべきを定む。及び藥論の書甚だ精し。我が家は給富なり。心公を愛す。盡く我が禁方の書を以て悉く公に教へんと欲すと。

「臣意對へて曰く、意少き時より醫藥を喜む」。淳于意は代々の治療家ではないようである。理由は書いてないが、若い頃から医術に興味があった。しかし、興味だけでは医術で暮らしを立ててゆくことは難しい。現在のように医科大学があって、受験して入学すれば医師としての人生のスタートが切れるというわけではない。当時はどこにどんな治療家がいるかの全体を見ることができない。それでも腕のある治療家を探し、弟子にしてもらえるように懇願し、弟子にしてもらう。しかし、晴れて弟子になれたとしても一人前の治療家になるのに何年かかるかわからない。まして日々の生活をどう維持してゆけばよいのかわからない。けれども彼は志を立てた。「醫藥の方、之を試みるに験あらざる者多し」。志を立てはしたものの、最初から良き師にめぐりあえなかった。「醫藥の方」が簡単に教えてもらえるわけでもない。ましてそうした秘伝が書物として手に入るわけでもない。一人の治療家に弟子入りし、信頼を得てのちに秘伝が授かる。だが、苦労して得た「醫藥の方」もその多くは実際に試してみて効き目がな

かった。これとおぼしき「醫藥の方」に、いつになったらめぐり
あえるのか。その焦燥に彼は耐えた。「高后八年に至り、…」。高
后とは「呂氏専横」で悪名高い呂后である。皇統劉氏から権力を
奪い、自身の一族・呂氏の繁栄をもくろんで独善的な政治を断行
したとされる。彼女によって消された人物は、准陰侯・韓信、梁
王・彭越、第四代・少帝恭、趙王・劉如意、その生母・戚夫人、…
と枚挙に暇がない。史書は彼女の残忍悪虐ぶりを記す。それは
事実であろうが、司馬遷は『史記』呂后本紀の冒頭に

　　○呂后、人と爲り剛毅にして、高祖を佐けて天下を定め、
　　　大臣を誅する所、呂后の力多し。

末尾にも

　　○高后は女主にして、制を稱し、政、房戸を出でずして、
　　　天下晏然たり。刑罰、用ふること罕にして、罪人是れ希な
　　　り。民、稼穡を務め、衣食滋々殖す。

と書いている。強烈な決断力・実行力・処断力を持ち、女性の身
でありながら政権を掌握し、宮城から出御することがなくとも世
情は安定した。刑罰が執行されることもあまりなく、罪人もめっ
たに出ない。人民は農事に精励して、衣食など生活は豊かになっ
た。司馬遷は呂后をそのように評価している。ここからすると呂
后は政治家としては大変に優れていたのである。呂后が齎した
安定のなかで当然ながら医療も発展した。「師の臨菑元里の公乗
陽慶に見ゆるを得」。淳于意は良き師にめぐりあえたのである。
「慶年七十餘なり」。公乗陽慶も七十の齢を越すことができてい
た。「意見ゆるを得て之に事ふ」。淳于意は公乗陽慶の弟子になら
れた。これらはすべて戦時ではなく平時であればこそあり得たこ

とであり、呂后政治の賜物であると言える。[2]

　「意に謂ひて曰く、盡く而の方書を去れ。是に非ざるなり」。師・陽慶が言う。これまでに授かった医術の書を、ひとつ残らず捨て去れ。皿の上にある食べ物の残滓を手箒で払いのけるように捨てよ。師から見れば、弟子の〈治療世界〉は夾雑物で混乱しているように見えた。「是に非ざるなり」。そしてその夾雑物は不純で有害であった。複数の医術が乱雑に存在していたことをここから読み取ることができる。それらを捨て切って浄まったところに正しい医術を伝授しようというのである。「慶に古先の道有り」。それは決して新しいものではない。遥か昔に生まれ、長い時のなかで受け継がれてきた医術であり、数多の研究者と無数の献体者が創り出した道である。そしてそれはひとすじの道ではない。「黄帝扁鵲の脈書を遺傳す」。黄帝派の医術と扁鵲派の医術、私はこの二つを併せ受け継いでいる。この二つが時に対立し、時に互いに補完しながら絡み合い連綿と続いてきた学脈という道、これこそが正しい道である。そう断言する陽慶の言葉に中国医学史の中枢は二重らせん構造になっていたことがわかる。

　「五色もて病を診し、人の生死を知り、嫌疑を決し、治すべきを定む。及び藥論の書　甚だ精し」。所謂「五色診」は「五行思想」にもとづくものであったろう。その「五行思想」は戦国時代の斉の都・臨淄にあった「稷下学宮」で整えられた。中国文化全体にとって一大拠点であった斉の地は最先端の医療文化を有していた。診断、治療、薬学、そのどれをとっても優れていた。陽慶は研鑽して身に付けた学術を受け渡す人物として淳于意を見初めた。「我が家は給富なり。心　公を愛す」。自分は医家として既に

功なり名遂げた。知る限りを弟子に教えても自分の〈治療世界〉は揺るがない。ライバルとして恐れることもない。それに自分のすべてを授ける人物としてふさわしいと思う。「盡く我が禁方の書を以て悉く公に教へんと欲す」。私という皿の上にある大事な書を手業できれいさっぱりと淳于意に移し与え、獣が爪で獲物の肉を自分に引き寄せるように掻き入れさせてやりたい。こうして師・陽慶から弟子・淳于意へと秘伝の医術が伝授されることになったのである。

　文帝治政は諸侯王をどのように支配するかが最大の課題のひとつであった。とりわけ広大な土地と強大な国力を有する斉の国は文帝にとって悩みの種であった。落ち度を見つけて諸侯王を武力で鎮圧するという大手術も不可能ではない。しかし、それでは漢朝全身の体力を甚だしく消耗する。良いものももろともに失ってしまう危険がある。回復に時間もかかる。できることなら自然に治癒したい。敵対せずに活用したい。けれども、それはどうすればよいのか。文帝は苦悶していた。

　斉の国の医師・淳于意はもちろん斉の国の内部事情＝〈病〉を知っている。加えるに、黄帝派と扁鵲派の二つを受け継いでいる。その「ブレンド」に妙味がありそうである。つまり、中国医学史の二重らせんの上に独自の〈治療世界〉を創り出している。政務繁忙極まりない「悩める帝」文帝が淳于意を長安に呼び出し、その治療活動のさまを細かく問い質すのは、斉の国を初めとする諸侯王を超えて漢朝を統べる手掛かりを見つけることができるかも知れないと思えばこそであった。漢朝の〈病〉を治癒してゆく道がこの二重らせんと重なると直観したからにほかならないので

ある。

注

1）本書第3章第2節の注1）にもあるように、王利器は《史記注译》において、文帝が下問したとは限らない可能性、獄中での訊問の記録である可能性などを指摘している。しかし「史実としての下問」ではなく、「説話としての下問」と看做すことによって、いっそう豊かな意味を抽き出せるのではないか。そしてその意味こそが現代に生きる我々にとって必要なのではないか。そのように考えたいのである。

2）従来は「呂后専横」が呂后に与えられた決定的なイメージであったが、善悪峻別して再評価しようとする動きが出ている。例えば、角谷常子、「呂后："悪女"にされた前漢初代の皇后」、『アジア遊学』、191、勉誠出版、2015年11月など。漢朝創設期にあって時代に翻弄されながらも懸命に生きようとしたいわば闘病の女性（ひと）と見るとき、今までに見えなかったものが見えてくるのではないか。善人も悪人も病む存在には変わりない。むしろ〈病〉が善も悪も生むと考えたほうが妥当性があるようである。

第3節　師と弟子

　中国医学の流れの本姿は二重らせん構造を成している。黄帝派は「部分から全体へ」という「〈天〉の医療」であった。扁鵲派は「全体から部分へ」の「〈全〉の医療」であった。前者は病気の方向から取り組み、後者は病人の方向から取り組む。両者の協調があってこそ正しく〈病〉に対処できる。どちらもが欠かせない大事な医療である。けれども、時代が進むうちに人々は前者により強い関心を持った。千年も二千年も時代が下って「科学」が精緻化されてゆくにつれて客観性・分析性・実証性が重視されると、前者が医療の主流・清流となり、後者は非科学の亜流・二流、ひいては濁流と看做されるようになった。そうして二重らせん構造はほとんど忘れ去られてしまったのである。しかし、人が存在する限り〈病〉も存在する。〈病〉を抱えて現代に生きる我々にとって、文帝と淳于意の二人は実に興味深い対話をしていると思える。

【原文】
臣意卽曰、幸甚。非意之所敢望也。臣意卽避席再拜、謁受其脈書上下經五色診奇咳術揆度陰陽外變藥論石神接陰陽禁書。受讀解驗之可一年所。明歲卽驗之有驗。然尚未精也。要事之三年所、卽嘗己爲人治診病、決死生、有驗、精良。今慶已死十年所。臣意年盡三年、年三十九歲也。

【書き下し文】
臣意（しんい）、卽（すなは）ち曰（いは）く、幸（さいはひ）甚（はなは）だし。意の敢（あ）へて望む所（ところ）に非（あら）ざ

46

るなりと。臣意 即ち席を避けて再拝し、謁して其の脈書上下經・五色診・奇咳術・揆度・陰陽外變・藥論・石神・接陰陽の禁書を受く。受け讀みて之を解驗することほぼ一年ばかりなり。明歳、即ち之を驗するに驗有り。然れども尚ほ未だ精ならざるなり。之に要事すること三年ばかり、即ち己に嘗み、人の爲に治し病を診し、死生を決するに驗有りて、精良なり。今慶已に死して十年ばかりなり。臣意 年三年を盡し、年三十九歳なり。

　淳于意は文帝の関心の高いところから語ってゆく。黄帝派・扁鵲派の二つの医療を師・公乗陽慶から伝与された経緯を明らかにしてゆくのである。「臣意、即ち曰く、幸甚だし。意の敢へて望む所に非ざるなりと」。秘伝を教伝される栄誉に浴する幸運に感謝の意を述べる。これほどありがたいことはございません。思ってもみないことです。こう言うと直後に「臣意 即ち席を避けて再拝し」とある。椅子から立ち上がって一歩離れ、幾度も頭を下げ、「謁して其の脈書上下經・五色診・奇咳術・揆度・陰陽外變・藥論・石神・接陰陽の禁書を受く」。「謁」とはこちらから請うて人に接する意である。全面的な受け入れの気持ちを相手に示すことである。そして師から授かったのが「脈書上下經・五色診・奇咳術・揆度・陰陽外變・藥論・石神・接陰陽」といった秘伝書であった。これらは残念なことにいずれも現代に伝わっていない。一応は「・」で区切ってみたが、区切り方と解釈に諸説がある。最近のものでいくつかを以下に挙げてみる。

　山田慶児は、①「脈書上下経」、②「五色診」、③「奇咳術」、④

「揆度」、⑤「陰陽外変」、⑥「薬論」、⑦「石神」、⑧「接陰陽禁書」の八種とし、①〜④は『黄帝内経』にも類似の名称があることを指摘して、これらは脈診と色診の書、⑤「陰陽外変」は病理学書、（⑥「薬論」は字義通りか、）⑦「石神」は鉱物薬書、⑧「接陰陽禁書」は房中書であろうと考えている。[1]

　石田秀実は、区切り方は山田と同じであるが、①黄帝・扁鵲の「脈書」上下経は経脈の書、②「五色診病」は五行説による望診の書、③「奇佞術」は奇病について論じた書、もしくは経脈以外の奇絡結についての書、④「揆度」は病気の深浅を知る書、⑤「陰陽外変」は季節に応じた体内の陰陽の変化を知る書、⑥「薬論」は本草ないし方剤の書、⑦「石神」は砭石・灸・鍼の書、⑧「接陰陽禁書」は房中書としている。[3]

　青木五郎は、①「脈書上下経」、②「五色の診」、③「奇咳の術」、④「陰陽の外變を揆度する（書）」（陰陽の外変を推しはかる術）、⑤「薬論」、⑥「石神」（鍼石秘方）、⑦「陰陽を接する（書）」（房中術）の禁書七種にしている。[4]

　散逸書の詳細な内容はつかみ難い。いずれにせよ、師から弟子へ、公乗陽慶から淳于意へと黄帝派・扁鵲派の二つが流れ伝わったことは明らかである。この二つの流れを一つにして淳于意が独自の〈治療世界〉を構築しつつあったことが文帝を魅了したのである。そうでなければ、政務繁忙の文帝がわざわざ時間を割いて淳于意と話し合うことはありえない。当時、文帝は大きな問題を抱えていた。漢朝支配下にあるとは言え、半ば独立的で、事と次第によってはいつ叛旗を翻すかわからない諸侯王の国々をどう扱うか。文帝は悩んでいた。なかでも広大かつ強大な斉の国は王族

48

のなかでも殊に御するに難しい存在であった。戦国時代、田姓の王による庇護を受け、都・臨淄は中華きっての繁栄を誇る一大都市であり、学府「稷下学宮」に全国から諸子諸賢が集まって学究に鎬を削っていた。田氏はみずからの祖先を黄帝としていたから、それに迎合して黄帝を重要視する風潮が生まれたのは当然である。黄帝の名を冠する書、所謂「黄帝書」が天文・農業・軍事などさまざまな分野で作られていった。そのなか、医療の領域に『黄帝内経』もある[5]。極論すれば、黄帝派の医療は斉の地で育まれたことになる。その黄帝派の医療文化の中枢の地に治療院を構え、扁鵲派の流れも併せ受け継ぎ、特異な〈治療世界〉を持つ淳于意は、斉の政治を超えて漢の政治を創ってゆく手掛かりを与えてくれるに違いないのである。文帝の期待はここにあった。文帝は斉を超えたいのである。師・公乗陽慶に学んだ淳于意が時に失敗・躊躇・逡巡もしながら、工夫に工夫を加えてゆく過程に文帝は自身の苦渋の道を重ねて聴こうとしたに違いない。淳于意は言う。「受け讀みて之を解驗することほぼ一年ばかりなり」。医書の数々を授かり、ほぼ一年間、熟読と理解と試行を繰り返しました。「明歳、即ち之を驗するに驗有り」。挫けずに研鑽を続けて年が明ける頃には、その効が出てまいりました。「然れども尚ほ未だ精ならざるなり」。しかし、まだ満足のできる精確なものではありませんでした。「之に要事すること三年ばかり、…」。このようにして陽慶先生に師事すること三年ほど…。「即ち己に嘗み、人の爲に治し病を診し、死生を決するに…」[6]。自分にも試し、病人を診断し、生死を判断してみますと…。「驗有りて、精良なり」。その精密で良質な効果が出てまいりました。

黄帝派と扁鵲派の二つの流れはそれぞれが高度に洗練された知識の体系であるが、それを自分という治療家が技術に翻訳し、熟練しなければならない。土の付いたままの野菜は確かに栄養があるとわかっていても、そのままでは食べることができない。好んで口に運び、喜んで味わって滋養を吸収してゆくためには、料理をしなければならない。淳于意は淳于意なりにこれを成し遂げていった。〈治療世界〉は一般解ではない。特殊解である。彼は独自の解答を出していった。そして自身が満足できる一定の水準に到達したのである。

　「今 慶已に死して十年ばかりなり」。今は師・公乗陽慶先生が亡くなられて十年ほどになります。多くの場合、師弟の邂逅は短い瞬間である。悠久の歴史のなかで二人の人間が接触するのは偶然に近い。その瞬時の出来事は既に遥かな過去のものとなった。師はもういない。いたのは十年も前のこと、懐かしい時の彼方のことである。あのときもっと教えを請うておけばよかった。今、もし師が存命であれば語りたいことがたくさんある。思えば、淳于意と文帝がひとときの同時代に生をともにしていることも奇跡である。「臣意 年三年を盡し、…」。私は三年間、師に就いて学びました。ほんの短い三年間でした。もっと長く学びたかったと思います。「年三十九歳なり」。今、私は三十九歳になりました。人生僅か五十年の時代である。生まれてから自分なりの〈治療世界〉を創るまでに四十年、人生の八割を費やしました。そう解釈すると淳于意のこの述懐は感慨深い。

　文帝は淳于意との稀有な邂逅を大切にしたいと思っていたであろう。こうして始まってゆく二人の対話は文帝にとっての大きな

〈癒〉であった。対話のなかで淳于意は二十五件の症例を語る。それが「淳于意カルテ」である。そのひとつひとつを味読してゆきたい。現代の悩める人我々が我々自身を癒す手掛かりを求めて。

注

1）山田慶児、「臨床医の精神：『史記』扁鵲倉公列伝」（同、『中国医学はいかにつくられたか』、岩波書店、1999 年 1 月）、64 ～ 66 ページ。

2）数行前の「遺傳黄帝扁鵲之脈書。五色診病、…」の部分を「黄帝扁鵲（へんじゃく）の脈書（みゃくしょ）を遺傳（ゐでん）す。五色もて病（やまひ）を診（しん）し、…」と読まず、「黄帝扁鵲（くわうていへんじゃく）の脈書（みゃくしょ）・五色診病（ごしきしんびゃう）を遺傳（ゐでん）し…」と読んでいることによるのであろう。

3）石田秀実、「『黄帝内経』の時代：前漢から後漢」（同、『中国医学思想史：もう一つの医学』、東京大学出版会、1992 年 7 月）、75 ページ。

4）青木五郎、『史記（列伝四）』、新釈漢文大系 91、明治書院、2004 年 6 月、174 ページ。

5）角屋明彦、『古典のなかの〈治療世界〉：〈癒〉へのインサイド・アウト』、白帝社、2016 年 8 月、43 ページ、及びそれ以降を参照されたい。この『黄帝内経』は現存しないが、現行のものの原型と推測されている。

6）「已」を「巳」と見て、「卽（すなは）ち嘗（こころ）みに巳（もっ）て」と読み、「試しにその方法で」と取ることもできる。

第4章　淳于意カルテ

第1節　淳于意カルテ【01】

　淳于意は文帝に問われることに何も隠すことなく自分の〈治療世界〉の詳細を明かしてゆく。おそらくは記録官がそばにいて、文帝の下問と淳于意の奏上のありのままを書き留めていったであろう。そして新進気鋭の政治家・文帝はこの質疑応答を国政運営のための参考にしたかった。加えて、医学を話題にして黄帝と岐伯ら医師の会話する『黄帝内経』（もしくはその原型となる諸篇：以下「黄帝派諸論文」と記す）を読んでいたであろう知識人・文帝は自身を黄帝に、淳于意を岐伯らに擬することによって、「黄帝の〈治療世界〉[1]」のなかに溶け込み、そのことを楽しみつつも、漢朝政治の建て直しの道を必死に摸索していた。そう思うと二人の会話はきわめて奥深い意味を持ってゆく。

　このようにして書き残された臨床記録が二十五種の「淳于意カルテ」である[2]。しかし、この二十五種の配列は実際に淳于意が語った順番であるのだろうか。それとも司馬遷が並べ替えたものだろうか。前者であれば淳于意の意図、後者であれば淳于意の意図を受け止めた司馬遷の意思が存在していたであろう。そのいずれにせよ、内憂外患の頭痛を抱えて帝位にある文帝と、文帝から蒙った恩義に報い応えようとする治療家・淳于意の二人が展開してゆくこの対話のなかに患者と医者の構成する〈治療世界〉の様

相を観ることができる。

　まずは「カルテ【01】」を見よう。これは全二十五種のなかでも
かなり長い文である。下問と奏上の記録はすべて詳細であり、同
程度の長さであったであろうか。それらを通覧した司馬遷が冒頭
の「カルテ【01】」のみをそのままの長さで引用して対話の雰囲気
を再現し、それ以降のカルテは要約して書いたのかも知れない。
これが何故に筆頭第一番であるのかを考えつつ読む。

【原文】
齊侍御史成、自言病頭痛。臣意診其脈告曰、君之病、惡不可
言也。卽出獨告成弟昌曰、此病疽也。内、發於腸胃之閒。後
五日、當𩰫腫。後八日、嘔膿死。成之病得之飮酒且内。成卽
如期死。所以知成之病者、臣意切其脈、得肝氣。肝氣濁而靜。
此内關之病也。脈法曰、脈長而弦、不得代四時者、其病主在
於肝。和卽經主病也、代則絡脈有過。經主病和者、其病得之
筋髓裏。其代絕而脈賁者、病得之酒且内。所以知其後五日而
𩰫腫、八日嘔膿死者、切其脈時、少陽初代。代者經病。病去
過人、人則去。絡脈主病。當其時、少陽初關一分。故中熱而
膿未發也。及五分、則至少陽之界、及八日、則嘔膿死。故上
二分而膿發、至界而𩰫腫、盡泄而死。熱上、則薰陽明、爛流
絡。流絡動、則脈結發。脈結發、則爛解。故絡交熱、氣已上
行、至頭而動。故頭痛。

【書き下し文】
　齊の侍御史の成、自ら頭痛を病むと言ふ。臣意 其の脈を

診し告げて曰く、君の病は、悪しきこと言ふべからざるなり
と。卽ち出でて獨り成の弟昌に告げて曰く、此の病は
疽なり。内、腸胃の間に發す。後五日、當に癰腫すべし。
後八日、膿を嘔し死せんと。成の病は之を酒を飲み且つ内
するに得たり。成卽ち期の如く死す。成の病を知る所以
の者は、臣意其の脈を切するに、肝の氣を得たり。肝の氣
濁りて靜かなり。此れ内關の病なり。脈法に曰く、脈長
くして弦、四時に代るを得ざる者は、其の病、主として肝に
在り。和なれば卽ち經病を主り、代なれば則ち絡脈
過ち有り。經病を主り和なる者は、其の病は之を筋髓
の裏に得。其の代絕して脈賁なる者は、病は之を酒のみ且
つ内するに得と。其の後五日にして癰腫し、八日にして膿
を嘔きて死するを知る所以の者は、其の脈を切する時、少陽
初めて代す。代なる者は經の病なり。病去りて人に過ぐ
れば、人則ち去り、絡脈病を主る。其の時に當たり、
少陽初關の一分なり。故に中熱して膿は未だ發せざるな
り。五分に及べば、則ち少陽の界に至り、八日に及べば、
則ち膿を嘔きて死す。故に二分に上れば膿發し、界に至
りて癰腫し、盡く泄して死す。熱上れば、則ち陽明を薰
き、爛れて絡に流る。絡に流れて動せば、則ち脈結發し、
脈結發すれば、則ち爛解す。故に絡交々熱すれば、氣、
已に上行し、頭に至りて動く。故に頭痛し。

　文帝は一流の知識人であった。そうであるからには既にいくつ
かの医書を読んでいたと考えられる。文帝にとって「政治」の

〈治〉は「治療」の〈治〉に直結する。次の代の景帝と併せて「文景の治」と呼ばれる堅実な時代を成し、それがそのまた次の武帝が統治する漢王朝最盛期の前提となったのであるが、それは歴史を振り返っての結果論であって、文帝の現在は刻々に変動してゆく。先の見えない現在という瞬間の無限の連続であった。時間のなかに生きる命には、過ぎ去った過去を変えることはできないが、これからの未来を変えることはできる。そのための苦悶の現瞬である。文帝はいにしえの黄帝にみずからを重ね、いにしえの岐伯らに淳于意を重ねて質問を発したであろう。黄帝が医師たちを天の理を修めた師、天師として尊崇したように、文帝もまた淳于意を天師として問うたであろう。「既に黄帝派論文のいくつかには眼を通していますが、すこぶる難解です。実際の臨床例を踏まえた具体的な話を聞かせてください。それもまずもって私に聴かせたい話をお願いします」。そういった意味のことを言ったかも知れない。それを受けて淳于意が選んだ症例は斉の国政の中枢にいる一人の人物の頭痛の話であった。淳于意は文帝の真意を診ている。

「齊の侍御史の成、自ら頭痛を病むと言ふ」。淳于意の医療活動の本拠は斉の国の都・臨淄にある。患者はその斉の御史大夫（副丞相）の属官・侍御史である。名は成としか記されていない。淳于意は言う。成は頭痛に困っていました。私が診察をすることになり、まず脈を診ました。「臣意 其の脈を診し告げて曰く、君の病は、悪しきこと言ふべからざるなりと」。私は患者本人にはそれ以上を言いませんでした。激しい頭痛で悶える患者にそれ以上を言っても耳に入らないでしょう。私は医師で、あなたの苦し

みを確と診ました。そう伝えるだけで精一杯でした。病名も治癒の可能性も何も言えませんでした。ただ絶望的であるということを告知しました。「即ち出でて獨り成の弟昌に告げて曰く、…」。けれども私はすぐさま室外に出ると、人払いして成の弟の昌と二人きりになって申しました。「此の病は疽なり」。

「疽」は一般に「癰」と併せて「癰疽」と言われることが多い。字義としては「癰」が「はれもの」全般を示し、「うなじや背中にできる悪性のはれもの」、「疽」は「癰」の一種で、「根が深く危険なもの」とされている。[3]『黄帝内経』の霊枢・癰疽篇第81には、寒邪によって経絡の流れが悪くなることで局所が熱化して化膿し、深くまで浸潤して悪化するという癰疽の病理が述べられている。[4]霊枢の諸論文の配列が最初から現行のようであったかは不明であるが、現行では「癰疽」が最末尾の第八十一番目に位置を与えられている。そのこと自体が治療の困難さを無言のうちに物語っているようにも思われる。「此の病は疽なり」。彼は病名を明示した。[5]

「内、腸胃の間に發す」。内部の癰疽つまり腫瘍を、淳于意は脈診によって判断したことになる。そしてそののちの推移を予測して言う。「後五日、當に臡腫すべし。後八日、膿を嘔し死せん、と」。[6]五日後に疽が大きく腫れ、八日後には膿を吐いて死ぬでしょう。淳于意は脈診だけでなく腹部の腫脹を参考にしたのかも知れない。診察方法に彼なりの工夫があった。〈病〉の「全体から部分へ」とアプローチする「扁鵲の〈治療世界〉」と「部分から全体へ」とアプローチする「黄帝の〈治療世界〉」の双方を併せ受け継いで更に創意を加えようとする淳于意の姿がここからも見て取れる。

「成の病は之を酒を飲み且つ内するに得たり」。「内す」は房事

を示す。成のこの病気は酒を飲んで房事に及んだから起こったのです。こうした過淫と病気の関係は古典に散見される（表1）。文

表1　飲酒と房事

1	今時の人は…醉ひて以て房に入り、欲を以て其の精を竭くし、…	素問・上古天真論篇第1
2	肺痹・寒熱…之を醉ひて内を使ふに得るなり。	素問・五藏生成論篇第10
3	病　血枯と名づく。…若しくは醉ひて房中に入り、氣竭き肝を傷る。	素問・腹中論篇第40
4	飲酒して風に中れば、則ち漏風と爲る。房に入りて汗出でて風に中れば、則ち内風と爲る。	素問・風論篇第42
5	思想窮まりなく、願ふ所得ず、意外に淫し、房に入ること太甚だしければ、宗筋弛縦し、發して筋痿と爲り、及び白淫と爲る。	素問・痿論篇第44
6	此の人必ず數々醉ひ、若しくは飽して以て房に入り、氣脾中に聚まりて散ずることを得ず。酒氣と穀氣と相ひ薄り、熱中に盛んなり。故に熱身に遍く、内熱して溺赤きなり。	素問・厥論篇第45
7	撃仆する所あり、若しくは醉ひて房に入り、汗出でて風に当れば則ち脾を傷る。力を用ひて重きを挙ぐる所あり、若し房に入りて度を過ごし、汗出でて水を浴ぶれば則ち腎を傷る。	靈樞・邪氣藏府病形篇第4

| 8 | 酔ひて房に入り、汗出でて風に当れば、脾を傷る。力を用ひて度を過ごし、若しくは房に入りて汗出でて浴ぶれば則ち腎を傷る。 | 靈樞・百病始生篇第66 |
| 9 | 凡そ撃仆する所あり、若しくは酔ひ、飽して房に入り、汗出でて風に当れば則ち脾を傷る。 | 脈經・卷6・脾足太陰經病證第5 |

※飲酒の「内熱」が、房事による「精気の虚損」と合併して著しい内熱となる。当然ながら、熱が要因である疸への影響も大きい。また、肝、脾、腎を損傷する。「気が竭き肝を傷る」（表1の3）とは、淳于意が直後に「肝の気を得」と言うことと関連があると思われる。更に飲酒だけでなく「飽す」（表1の6及び9）とあるように飽食状態であることで内熱が強まって脾を傷害することや、房事による発汗や発汗後の風邪の影響などで脾や腎を傷害する病理が示されている。妄想に駆られながらも思い通りにならず、「外に溢れる淫らな考えのもとに房事が過ぎると宗筋が弛緩する」（表1の5）とあるが、宗筋を男性生殖器や骨盤底筋群と言い換えると、加齢と共に衰える代表的な筋群として腎に関係が深い。肝にとって相生関係の母である腎と、相剋関係にある脾の変動もまた、肝の障害を大きくするものである。

帝は黄帝派諸論文を読んでいたであろう。そのなかに注4や表1の箇所、或いはそれに類似する記述が含まれていたのかも知れない。そうであれば、淳于意が「疸」の症例を語ることは黄帝派の論文を一人の治療家がどのように理解し、どのように活用していたかを実例によって肉付けすることにほかならない。文字資料を映像によってビジュアル化するような感動があったはずである。それで、患者はどうなったのか、文帝は身を乗り出して結論を急ぎたかったであろう。「成 即ち期の如く死す」。患者は予期した

通りの行程を辿って死亡しました。そう淳于意は答えた。

　漢王朝・第五代皇帝である文帝は「呂后専横」によって混乱・腐敗した朝政を建て直すため、劉氏直系の人物のなかから選ばれて即位した。しかし直系とは言うものの、高祖・劉邦の息子たちのなかでは末葉に近い。母・薄夫人の出自も卑い。彼はいわば傍流である。彼よりも主流に近い人物が少なくない。その人物たちは呂氏殲滅・文帝擁立に協力した。しかし、ひとたび文帝即位が成就したあとは不平不満を持つ。傍流の皇帝にいつまでも臣従することは屈辱である。文帝はそうした諸侯王をどのように統率してゆくかを悩んでいた。文帝の頭を悩ます問題はそればかりではなかった。異民族・匈奴はときとして漢土を侵す。これに対しても毅然たる態度で臨まねばならない。文帝はこうした内憂外患に頭が痛い。その文帝に淳于意は頭痛の患者の話を語る。文帝の心境を的確に把握したうえでのことであったと言えよう。

　付言すれば、淳于意は諸侯王のなかでも最大の懸念のひとつである斉の国の住人であった。東端に位置するこの地域の政治的・経済的・文化的な重要度は春秋・戦国時代から絶大である。広大な領域に七十余の城塞都市が点在するこの国を治めるために高祖・劉邦は長子・劉 肥を封じた。文帝は斉の扱いに苦慮していた。文帝三（前177）年には劉肥の子・劉 興居が謀反を起こす。文帝十六（前164）年には斉を六分割して勢力の細分を図るが、のちの第六代・景帝の時代にはこの六つの国のうち膠西・膠東・菑川・済南の四つに呉・趙・楚が加わって呉楚七国の乱（前154）が起きる。斉はまさに文帝にとっての頭痛のたねであった。患者は斉国の政府内部にいて頭痛に苦しむ。そうした内部事情を斉の

医師が語る。この話はそういう話である。これが文帝の興趣を惹かないはずがなかった。語り手の淳于意は文帝の心底に流れる脈を精確に捉えている。

　二人の話題は診察法に移る。「臣の病を知る所以の者は、臣意其の脈を切するに、肝の氣を得たり」。淳于意は最初に脈診をして体内の〈気〉の〈流〉を診る。しかしそれは黄帝派とも扁鵲派とも違う独自の工夫によるものであった。その独創的な脈診がまずもって捉えたのは肝の〈気〉であった。「肝の氣 濁りて静かなり」。肝の〈気〉が濁って静かに流れておりました。原文では「而」が「濁」と「静」をつないでいる。この字は「ひげの垂れたさま」を象形したとの説がある[8]。顔の下にひげが付いている、大きなものの下に小さなものがくっついていることになり、「而」の前と後は大と小の関係にある。この原義に忠実に読めば、「濁」が大きな特徴、「静」が小さな特徴であるということになる。脈を確かめると肝の〈気〉が濁っておりました。そしてよくよく確かめるとそれは静かな流れでした。淳于意は言う。「此れ内關の病なり」。この脈状ですと「内関」の病気です。

　「内関」とはそもそも何を意味するのであろうか[9]。まずここは文帝と淳于意の対話を記したものである。単刀直入に言えば、文帝の頭のなかにある医療知識を淳于意が具体的症例にもとづいて解説している場面である。文帝が踏まえていそうな書物とは狭義には医療分野の「黄帝派諸論文」、広義には全分野に及ぶ「黄帝書」であろう。傍流から皇脈を継承して本流に存立することになった文帝は自己の政権安定と漢朝の存続維持という課題を抱えていた。そして皇帝の位は〈天〉から受命したもの、天子とは天

帝の子であるとする徹底した天人相関思想を遵守することによっ
てその難題を解決しようとしていた。〈天〉を黄帝のイメージで
捉える黄帝君臣問答の書は文帝の想念に豊かな潤いを与えたであ
ろう。

　ともあれ、淳于意は患者の病態が死に至る不治のものであると
判断したのである。脈という〈気〉の〈流〉から病態を把握する
脈診法は当時もまだ開発途上であった。扁鵲派の脈診も時代とと
もに変化してきた。黄帝派の脈診も同様である。医書に記されて
いる脈診は多種多様である。淳于意がこのとき用いた脈診法がど
のようなものであったのか。それには大いに興味がある。しか
し、それよりも彼が〈病〉の本質を〈流〉にあるとし、その状態
を調整しようとしたことにまず注目したい。文帝は漢朝の帝流の
浄化をめざしていた。「呂后専横」による濁りを除去し、より健全
な国家経営を迅速に展開しようという意欲に燃えていた。健康を
めざす人がいて、それを正しく援助しようとする人がいた。それ
が文帝と淳于意であった。二人は明らかに患者と治療師の関係で
ある。

　「脈法に曰く…」。当時、『脈法』と呼ばれる書があったのであ
ろう。淳于意カルテのなかに頻出する。或いは師・公乗陽慶から
授かった「黄帝・扁鵲脈書」を指すのであろうか。その『脈法』
には「脈長くして弦、四時に代るを得ざる者は、其の病、主と
して肝に在り」。と書かれています。脈状が〈長〉に〈弦〉が加わ
り、四季を通じて変化のない場合は、病は肝にあります。この説
明に近似するものが西晋時代の三世紀、王叔和の撰による『脈
経』にある。

○ 脈の長くして弦は、病 肝に在り。(巻1・遅疾短長雜脈
　第13)
○扁鵲曰く、脈 氣弦急なれば、病 肝に在り。(巻5・扁鵲
　脈法第3)

　前者には「扁鵲 云ふ。病 肝に出づ、と」の割注が添えられて
いて、後者が扁鵲脈法と名が付いた巻であることと併せると、淳
于意の脈診法が扁鵲の影響を強く受けている可能性を示している
ように思われる。淳于意は説明を続ける。「和なれば即ち經 病
を主り、代なれば則ち絡脈 過ち有り」。脈が規則的であれ
ば経脈に病があり、不規則であれば絡脈に異常があるのです。
「代脈」については『脈経』に

○代の脈は來ること數々中止し、自ら還る能はず。因り
　て復た動ず。脈 結の者は生き、代の者は死す。(巻1・脈
　形狀指下秘決第1)

とある。淳于意は「代」という言葉を使った。「代」と聴いて文帝
は何を思っただろうか。我々はこの二人の対話を、字を逐って眼
で読んでいるが、対話の現場では声を頼って耳で聴いている。思
えば、即位以前の文帝は代王であった。漢土の北辺にある貧しい
国、異民族・匈奴の脅威に曝される国の王であった。文帝の耳に
は「代」という響きが懐しい思い出の国の名に聞こえたに違いな
い。その「代」脈によってこの病の機序が説明されてゆく。『脈
法』には続いてこう記されています。「經 病を主り和なる者
は、其の病は之を筋髓の裏に得」。経脈に病があって脈が規則正
しい場合は、筋や髓に病因がある。「其の代絕して脈 賁なる者
は、病は之を酒のみ且つ内するに得と」。「代絕而脈賁者」を「代

62

脈絶而贛者」とし、「代脈絶えて贛なる者」と読めば、脈が一時中断しても（また動いて）、盛り上がる場合は、となる。その場合は酒を飲むのと同時に房事を行なったことによる、と『脈書』にあります。「其の後五日にして蒿腫し、八日にして膿を嘔きて死するを知る所以の者は、…」。五日後に疽が大きく腫れ、八日後に膿を吐いて死ぬとわかった根拠は…。「其の脈を切する時、少陽初めて代す」。患者の脈状を確かめたところ、少陽に代脈が現われ始めていました。「代なる者は經の病なり。病去りて人に過ぐれば、人則ち去り、絡脈病を主る」。一応このように訓読してはみたが、不規則な代脈は絡脈に異常があるとの前述部分と食い違うので解釈には諸説ある。「經病。病去過人、人則去」の九字を衍文と見て省き、前後を繋げて「代者絡脈主病」とし、代脈は絡脈に病があります、としたい。[12]

　脈診をめぐる淳于意の説明は頓に詳細になる。「其の時に當たり、少陽初關の一分なり」。この時点では（代脈が）「少陽の初関の一分」に現われていました。「關」を「せきとめる」の意に取れば、少陽の一分がせきとめられて（代脈が）出始めていました、となろうか。「故に中熱して膿は未だ發せざるなり」。そのために熱が内部にあっても、まだ膿は出ていなかったのです。「五分に及べば、則ち少陽の界に至り、…」。その後、（代脈は）五分に及んで、少陽の境界に達し……。「八日に及べば、則ち膿を嘔きて死す」。八日して膿を嘔いて死んだのです。「分」刻みの進行は「日」単位の進展と解釈してよいと思われる。

　この脈診法はカルテ【06】、【08】にも登場する。そして【08】では「分界法」という名称が明らかにされる。これこそが淳于意

の固有のものであったのであろう。彼の〈治療世界〉は扁鵲派の〈治療世界〉と黄帝派の〈治療世界〉を併せ受け継ぐものであった。そうであれば脈診も両者の調整によって創り出されたことになる。扁鵲派の〈治療世界〉の特質が「全体から部分へ」であり、黄帝派が「部分から全体へ」であるからには、前者の脈診は「全体」を知ることに主眼があり、後者のは「部分」を知ることに主眼があり、淳于意の脈診は両者のブレンドであることになる。そしてこの「分界法」なる脈診法が文帝にとってどんな意味があるのであろうか。それらの考察はカルテ群を読み進めてゆくに従って漸次行なうことにする。

　カルテ群の筆頭第一番のこのカルテ【01】は更にまだ淳于意の説明を記録している。「故に二分に上れば膿 發し、界 に至りて蕍 腫し、盡 く泄して死す」。つまり（代脈）が二分の位置まで来ると、膿が出始め、（少陽の）境界に至って（疽は）腫れ上がり、膿を嘔き尽くすと死ぬのです。「熱 上れば、則 ち陽明を薫き、爛れて絡に流る」。熱が上にのぼると、陽明を燻べ、爛れて絡脈に流れます。「絡に流れて動せば、則 ち脈 結發し、脈 結發すれば、則 ち爛解す」。絡脈に流れて乱せば、絡脈は結滞し、絡脈が結滞すれば、爛れが分散します。「故に絡 交々熱すれば、氣、已に上 行し、…」。そのため絡脈が互いに発熱するので、その熱気が上にのぼって…。「頭 に至りて動す。故に頭 痛し」。頭部に至って撹乱します。それで頭部が痛くなったのです。

　語り手の淳于意は「代脈」をキーワードとして病の推移を語っている。「代脈」とは一種の不整脈であり、正常な流れが止まる。しかし、脈の止まり方にもいろいろある。宮川浩也は以下のよう

に区別している。[13]

> 代：待に通じ、止まって待つ
> 絶：断ち切れて止まる
> 結：結ぼれて止まる
> 関：さえぎられて止まる
> 経：締められて止まる

　聴き手の文帝は代国の王から皇帝位に就いた人物である。必然的に「代」という言葉は文帝にとって特殊な響きを持つ。そして、「代脈」が「止まって待つ」の意味であるならば、淳于意の語りの真意は次のようになる。代の王であられた陛下は漢王朝復興の時機を待っておられたと考えるべきであります。即位は満を持しての即位であり、正当かつ正統な継承であります、と。そう考えると、このカルテ【01】はとりもなおさず、皇位継承に忸怩たる思いを持ち、同族に遠慮し、かつ内憂外患に日々苦悶する文帝の心の〈病〉を癒すものにほかならない。カルテ群が実際に文帝の下問に対する淳于意の奏上であるのか、カルテの配列が本当に淳于意の語った順であるのか、はたまた実は司馬遷の並べ替えたものであるのかはひとまず措いて、これがカルテ【01】が筆頭第一番の【01】である理由であると読むとき、カルテ群が現代の我々に投げかける意味が見えてくるのではないだろうか。

　淳于意カルテは文帝と淳于意の対話の記録であるとともに、淳于意が文帝に行なった治療の記録でもある。つまりは「二重のカルテ」であったのである。

注

1）角屋明彦、『古典のなかの〈治療世界〉:〈癒〉へのインサイド・アウト』、白帝社、2016年8月、そのなかの「黄帝の〈治療世界〉」を参照されることを改めて請う。

2）同一内容の注を再三掲げるが、この二十五種のカルテすべてが文帝と淳于意の直接の対話にもとづくものであるかの確証はない。けれども「史実」ではなく、「説話」として読むことで、現代の我々は何らかの〈癒〉を得ることができるのではないかと考えたい。

3）小川環樹ほか編、『角川新字源』、角川書店による。「癰疽」の項には「はれが大きくて根の浅いのが癰、深いのが疽」とある。

4）霊枢の癰疽篇第81にある機序説明の部分を引用しておく。「寒邪經絡の中に客すれば、則ち血泣り、血泣れば則ち通ぜず。通ぜざれば則ち衞氣之に歸し、復反するを得ず。故に癰腫る。寒氣化して熱と爲り、熱勝てば則ち肉を腐らしめ、肉を腐れば則ち膿と爲る。膿寫せざれば則ち筋を爛らしむ。筋爛るれば則ち骨を傷り、骨傷るれば則ち髓消え、骨空に當らざれば、泄寫するを得ず。血枯れて空虚なれば則ち筋骨肌肉相ひ榮はず。經脈敗漏し、五藏を薫ずれば、藏傷るるが故に死す」。淳于意の診察ときわめて呼応性が高いと言える。

5）体表観察が主である現代の我々鍼灸師にとっては、背部の脂肪腫やアテローム（粉瘤）を思い浮かべるところである。患者本人も自覚していない早期の段階で発見することも多い。アテロームは皮下に袋が形成されて皮脂などの代謝物が溜まって腫れるもので、まさに寒邪によって腠理が閉じ、熱が外に発散しない状態と言える。更に化膿してひどい状態になることもあるが、それでも

死に至るほどの重篤な状態にはならない。この症例は自覚症状が頭痛であって皮膚症状の表記はない。

6）この「膿を嘔して死せん」という見立てであるが、大量の吐血と考えられる。一般に、胃癌や潰瘍による出血は少ない傾向にあり、下血が主であるようである。日常臨床的に「便の色」については留意したい。患者である成が死に至るほど大量の吐血をしたと考えると、食道や胃などの上部消化管における静脈瘤破裂の出血である可能性が高い。これは肝硬変などによる門脈圧亢進症の合併症の一つでもある。「門脈圧亢進症性胃症」と呼ばれ、脾腫や腹水・脳症などを呈することもある。

7）この悼恵王・劉肥を主人公にした小説に、宮城谷昌光、「風の消長」（同、『長城のかげ』、文春文庫、1994 年 4 月所収）がある。細かい部分の史実性は措いて、劉家の皇統本流からはずれてゆく人物の悲愁を感じることができる。

8）藤堂明保編、『漢和大辞典』、学習研究社。

9）現行の『黄帝内経』霊枢・終始篇第 9 にその「内関」について触れた部分があるが、そこでは人迎（咽喉両側の頚動脈拍動部分）を陽、脈口（寸口、気口とも。手首内側の橈骨茎状突起の動脈拍動部分）を陰としてその勢いを対比して病んでいる経を選ぶ方法、つまり「人迎脈口診」が述べられている。「脈口四盛にして、且つ大かつ且つ數なるは、名づけて溢陰と曰ふ。溢陰は内関 爲り。内関 にして通ぜざれば、死して治せず」。これを「脈口の拍動が（人迎の拍動の）四倍大きくて、脈が大かつ数である場合は溢陰と呼びます。溢陰は（陰経が盛んで、内側に溢れるので）内関と言います。この状態で流通しなくなると患者が死ぬ不治の病です」と訳したい が、実は現行のこの篇は黄帝君臣問答で書かれていな

い。文帝の眼に触れたものは黄帝君臣問答で書かれた別のもので
あったのだろうか。この霊枢・終始篇第9に言う「内関」は人迎
よりも脈口の脈が「四盛」であることになるが、より心臓に近く、
中心血圧を反映する人迎のみが著しく弱まる病態を推察すること
は難しい。急性の脳梗塞を引き起こすような重篤な頸動脈の狭窄
を思い浮かべるが、侍御史の成の場合は狭窄の手前にあるであろ
う。であれば人迎の脈はむしろ強くなるのではないかと思われ
る。「人迎脈口診」を述べ、この霊枢・終始篇第9と内容の類似す
るものには、霊枢・経脈篇第10や素問・六節蔵象論篇第9があ
る。前者は雷公が問い、黄帝が答える形で、経脈の気の虚実を人
迎と脈口の比較によって判断する方法が書かれている。後者は黄
帝が問い、岐伯が答える形で書かれている（但し、該当部分は「内
関」ではなく「関格」）。現代の経絡治療においては「六部定位脈
診」で十二経の変動を診ることができるために「人迎脈口診」の
活用度は低い。しかし、人迎は心臓に近く、脈口は心臓から遠い
ので、両所の状態を比較することは医学的に有意義であり、病院
などでも患者のバイタルサインを知るために活用されている。
尚、『難経』三難では、「關の前は陽これ動くなり。脈は當に九
分にして浮を見はすべし」、「關以後は陰これ動くなり。脈は當
に一寸にして沈を見はすべし」とし、「関」によって「寸」（関の
前の九分）を陽、「尺」（関の後の一寸）を陰として分け、寸・尺
の比較によって陰陽差を診る方法を定義している。所謂「尺寸診」
である。そして気が関ざされ、格まれ、覆さり、溢れる脈象を
「関格覆溢」と呼び、「寸」から「尺」へ覆さり、陽気が内に関ざ
されて陰気が外から格まれたものを「内関外格」と表現し、症状
がなくともこうした異常な脈があれば死に至ることがあると述べ

ている。

10）浅野裕一、「漢帝国の皇帝概念（二）：恵帝・文帝・景帝の皇帝観」（同、『黄老道の成立と展開』、創文社、1992 年 11 月、第 2 部・第 14 章）、383 ページ。

11）四部叢刊初篇縮本、上海商務印書館による。

12）幕末の大儒・海保漁村はこの九字を「衍誑」とする。これを踏まえた滝川亀太郎、『史記會注考證』、8、東方文化学院東京研究所、1933 年 2 月、26 ページに従う。

13）宮川浩也、「湯島聖堂倉公講義（2）」、『医道の日本』、688、2001 年 6 月、209 ページ。

第2節　淳于意カルテ【02】

　文帝は黄老思想に強い関心があった。その理由としては、即位時の時代思想としてこの思想が大きな比重をもっていたことがある[1]。高祖・劉邦に仕えて高位に昇った政治家たちのなかには無為の楽しみに埋没して日々を、殊に晩年の日々を過ごそうとした人物が多い。それは無数の人々の血を流さざるを得なかった漢朝建国の記憶からの脱却でもあり、悪夢のような「呂后専横」からの保身でもあったであろう。高祖の側近で鴻門の会で名高い張良は、

　　　○留侯曰く、「…帝者の師と爲り、萬戸に封ぜられ、列侯に位す。此れ布衣の極みにして、良に於て足れり。願はくは人間の事を弃て、赤松子に從ひて游ばんと欲するのみ」と。乃ち穀を辟け道引し、身を輕くするを學ぶ。(『史記』留侯世家)

地位も名誉も遂げた今、風雨を操り、変幻自在であった仙人・赤松子に倣って世俗世間から離れて暮らしたい。そう言って辟穀や導引に余生を過ごした。第二代・恵帝の時に斉の丞相を務め、のちに漢朝の相国にもなった曹参は、

　　　○其の治要、黄老の術を用ふ。(『史記』曹相國世家)

とあるように、黄老の学を政事に活かした。また、高祖の軍師から身を起こし、呂氏殲滅に功を建て、丞相として文帝に仕えた陳平も、

　　　○少き時、本 黄帝・老子の術を好む。(『史記』陳丞相世家)

70

と、生涯に亘って黄老思想を信奉していたことが記されている。文帝はこうした高祖以来の老臣たちの大きな期待を受けて帝位に就いた。そしてその期待にどう応えてゆくかが常に思念の中枢にあった。淳于意の語るカルテ群は文帝の心耳にどのように響いたであろうか。カルテ【02】を見る。

【原文】

齊王中子諸嬰兒小子病。召臣意診切其脈。告曰、氣鬲病。病使人煩懑、食不下、時嘔沫。病得之少憂數忔食飲。臣意卽爲之作下氣湯、以飲之。一日氣下、二日能食、三日卽病愈。所以知小子之病者、診其脈心氣（也）濁躁而經也。此絡陽病。脈法曰、脈來數病、去難、而不一者、病主在心。周身熱、脈盛者、爲重陽。重陽者逿心主。故煩懑食不下、則絡脈有過。絡脈有過、則血上出。血上出者死。此悲心所生也。病得之憂也。

【書き下し文】

齊王の中子の諸嬰兒の小子病む。臣意を召して其の脈を診切せしむ。告げて曰く、氣鬲の病なりと。病めば人をして煩懑し、食下らず、時に沫を嘔かしむ。病は之を少憂あるに数々忔して食飲するに得たり。臣意卽ち之が爲に下氣湯を作り、以って之に飲ましむ。一日にして氣下り、二日にして能く食ひ、三日にして卽ち病愈ゆ。小子の病を知る所以の者は、其の脈を診するに心氣（也）濁躁にして經するなり。此れ絡陽の病なり。脈法に曰く、脈來ること數病、

去ること難く、而して一ならざる者は、病主として心に在り。周身熱し、脈盛んなる者は、重陽と為す。重陽なる者は心主を逼す。故に煩懣して食下らずんば、則ち絡脈に過ち有り。絡脈に過ち有れば、則ち血上出す。血上出する者は死す。此れ悲心の生ずる所なりと。病は之を憂に得るなり。

　「齊王の…」。この斉王とは誰であろうか。高祖・劉邦の長子・劉肥が前201年に初代斉王となった。弟にあたる劉盈が実母・呂后の後ろ盾で第二代皇帝となってのちは長安政府との関係が微妙なものとなり、呂后の猜疑心のために毒殺されそうにもなった。前189年に亡くなり悼恵王と諡された。王は子だくさんであった。王の遺恨は息子たちが受け継ぐこととなる。その一人、長子・劉襄が二代斉王を継いだ。呂后の威光を気遣って領土の一部を献上するなどした。呂后の死後、帝位継承をもくろんで呂氏殲滅に軍を動かしたが、結局は叔父の劉恒、つまり文帝が即位した。斉王家の憂悶は累なり、文帝即位早々の前179年に二十五歳で亡くなって哀王と諡された。三代斉王にはその子・劉則が就いた。そして後嗣のないまま前165年に亡くなり、文王と諡された。四代斉王は初代斉王の子の陽（または楊）虚侯・劉将閭が継いだ。この王は文帝の次の景帝のとき、前154年の呉楚七国の乱に関与して自殺した。諡は孝王である。カルテ【02】冒頭の斉王がこのうちの誰であるのかは諸説あるが、本書は〈知〉のための学問研究としてではなく、〈癒〉のための説話文学としてカルテを読むことに主眼があるので、これ以上人物特定の詳察をしない。

「中子の諸嬰児の小子病む」。中子とは二番目の息子である。その幼な子たちの小子が患者であるが、小子とは誰か。ここにも諸説ある。末子とする説、男子の名とする説、召使い・養育係・乳母とする説、いずれにも可能性があって決定し難い[4]。けれども斉王家の中枢にいる人物であることは確実である。とすれば、この話は斉王家に巣喰う〈病〉を淳于意が文帝に語ろうとしていることになる。文帝が頭を悩ます斉王家が実は病んでいることを伝えようとしているのである。善人も悪人もそれは人間関係に生ずる相対的な評価であって、絶対的に人が善人悪人に分類できるわけではない。悪人と思われる人も〈病〉になる。淳于意はそれを言おうとしていると取りたい。

「臣意を召して其の脈を診切せしむ」。呼ばれた私はまず脈診をしました。「告げて曰く、氣鬲の病なりと」。そしてこれは「気鬲」の病ですと申しました。この病名は現行の『黄帝内経』にない。山田慶児はカルテ群を病名によって以下のように整理している[5]。

黄帝内経と一致（ほぼ一致3を含む）	12
黄帝内経と部分的に一致	2
黄帝内経にみえない	11

現行の『黄帝内経』に記載がないことを理由に直ちに扁鵲派の命名によるものであるとは断言できないにしても、淳于意が複数の医療の〈流〉を合流・調整して自己の〈治療世界〉を創っていたことがわかる。

しかし「気鬲」の病とはどういうものであろうか。淳于意自身が文帝に説明している。「病めば人をして煩懣し、食下らず、時に沫を嘔かしむ。病は之を少憂あるに數々忙して食飲するに得たり」。この病気に罹ると悶え苦しみ、食物はのどを下らず、時として口から泡を吐きます。この病気は少し悩み事があるのにしばしば無理に飲食したことによるものです。「少憂」を「心憂」の誤謬とする説があり、これに従うと患者の心裏に憂悶が大きく広がっていたことになる。淳于意はすぐに施療した。

「臣意即ち之が爲に下氣湯を作り、以って之に飲ましむ」。私は直ちに「下気湯」を煎じて飲ませました。「一日にして氣下り、二日にして能く食ひ、三日にして即ち病愈ゆ」。一日すると〈気〉が下り、二日して物が食べられるようになり、三日経つともう病気は抜けました。「愈」は「瘉」に通じて「くりぬいたように抜けてとれる」の意である。この「下気湯」とはそもそもどんな薬なのだろうか。これほど効き目のある薬ならば、淳于意以前・以後の古典にその名があってもよいものであるが、どこにもない。約三百年も時代が下った『金匱要略』に、

　　○大逆上氣し、咽喉利せざるに、逆を止め、氣を下す者
　　は、麥門冬湯之を主る。（肺痿肺癰咳嗽上氣病證治第7）
とあり、「気を下す」薬として「麦門冬湯」を挙げ、その処方構成を麦門冬、半夏、人参、甘草、粳米、大棗としている。同じような効果の薬は他にも存在したはずである。しかし、服用三日で〈気〉を降下させたこの「下気湯」の名称がなぜ古典に遺らなかったのだろうか。思うにこの名称は一般性のあるものではなく、閉鎖的な集団内でのみ使うもの、極端に言えば、淳于意の個人的な

命名による彼固有のものであったのではないだろうか。しかもその命名が文帝とのこの対話のなかでなされた、そういう可能性も考えられる。その解釈を延長すれば、斉は〈気〉が逆上し上層部に鬱積していて、長安朝廷と隔絶しているので、その〈気〉を下降させて国家運営の〈気〉を一(いつ)にする必要がある。そのように読むと音のうえで「気」は「斉」に、「鬲」は「隔」に通じるから「氣鬲」の病名も首肯できる。屋上に屋を重ねる、の非を承知で言えば、淳于意の〈治療世界〉はもともとあったのではなく、こうした文帝との対話のなかで創られていったのである。この対話がなければ、淳于意は自身の〈治療世界〉の姿を覚知することなく、ひたすら治療の毎日を続けて一生を終えていたことだろう。〈治療世界〉を構築するにはそれを映し出す〈鏡〉が必要である。

　「小子(せうし)の病(やまひ)を知る所以(しゆゑん)の者(もの)は、其の脈(みやく)を診(しん)するに心氣(しんき)(也)濁躁(だくさう)にして經(けい)するなり」。脈診が捉えたのは心の〈気〉の異常であった。「也」を衍字とする・しないの両説があるが、いずれにせよ、脈診をすると心の〈気〉が「濁」かつ「躁」でした、となる。そのあとに「而」があるので、更に脈状を付加している。続く「経」にも「往来する」、「締められて止まる」などの説があって一定しない。淳于意は断言する。「此(こ)れ絡陽(らくやう)の病(やまひ)なり」。これは絡陽の病です。「絡陽」は現行の『黄帝内経』にない語で、解釈も多様である。[9]

　「脈法(みやくはふ)に曰く、脈(みやく)來(きた)ること數病(さ)、去(さ)ること難(かた)く、而(しか)して一(いつ)ならざる者(もの)は、病(やまひ)主(しゆ)として心に在(あ)り」。「數病」を「數疾(さくしつ)」と読むと、『脈法』にあるように、脈が来るときは速く、去るときは遅く、一定しない場合、病は心にある。「周身熱(しうしんねつ)し、脈(みやく)盛(さか)んなる者(もの)は、

重陽と爲す」。全身に熱があり、脈が盛んであれば、陽が重なる重陽という状態となる。「重陽なる者は心主を邁す」。陽が重なると心臓を突く。

この一連の説明に文帝は何を思ったであろうか。文帝は高祖の遺臣たちを束ねて治政を執り行ないたい。しかしその運営には手足となって動く若い側近が一人でも多く欲しい。黄老思想の滋潤たる温床のなかから国家経営の主力となる儒学思想家の芽生えを待望する。その筆頭が賈誼という俊英であった。洛陽に生まれ、二十二、三歳で文帝に仕える博士となって朝政改革にさまざまな建言をした。しかし老臣たちの反感を買い、

　　○雒陽の人、年少初學にして、專ら權を擅にし、諸事を紛亂せんと欲す」（『漢書』賈誼傳）

と非難されて左遷され、のちに召し返えされて文帝の愛児・梁の懐王・劉揖の太傅（補佐）となったが、懐王が落馬事故で死ぬとその責にみずからを苛み、傷悲哭泣のうちに亡くなった。文帝十二（前168）年、三十三歳であった。才知と雄弁の二つの〈陽〉を重ね持った寵臣が憂いの〈陰〉に一転して落命したのである。文帝にとって痛恨の出来事であったと言えよう。淳于意の医療裁判は翌年の文帝十三（前167）年に起こり、許されてのち召喚を受けて文帝の質疑に応答するこの対話はそれ以後のことであるから、文帝の耳には「小子」「絡陽の病」「重陽」は「愛しい子を世話してくれた洛陽の人の重陽の病」と聞こえた可能性がある。

悲しい過去の回想に重ねて淳于意の説明が文帝の耳に聞こえてくる。「故に煩懣して食下らずんば、則ち絡脈に過ち有り」。

そのため悶え苦しみ、食物はのどを下らなくなると、絡脈に異常が起こり、…。「絡脈に過ち有れば、則ち血上出す」。絡脈に異常が起こると、血が逆上・吐血する。「血上出する者は死す」。血が逆上・吐血する場合は死ぬ。「此れ悲心の生ずる所なりと」。これは悲しさに心痛めたために生ずるものである、と『脈法』にあります。淳于意は『脈法』を引用する形で病の連鎖状況を述べ、最後に言う。

「病は之を憂に得るなり」。

文帝は若々しい儒学思想を基幹とする新政に向かっていた。しかし、黄老思想も忘れてはならない。有と無、剛と柔、そのどちらも漢朝経営には必要であった。文帝愛読の『老子』には次の章句がある。

○柔弱は剛強に勝つ。（第36章）

〈病〉は斉王家のみに巣喰うものではない。漢朝も文帝自身でさえも蝕まれることを免れない。なぜならば、

○吾が大患有る所以は、吾が身有るが為なり。（第13章）

注

1）まとまったものとして、浅野裕一、『黄老道の成立と展開』、創文社、1992年11月。

2）『史記』斉悼恵王世家、及び『漢書』高五王伝による。

3）张大可注释、《史记全本新注》、三、列传（上）、三秦出版社、1990年6月、页1786には劉則とあり、王利器主編、《史记注译》、四、列传（二）、三秦出版社、1988年11月、页2223には、劉将閭とある。

4）江戸時代の尾張藩医・浅井圖南は『扁鵲倉公列傳割解』、1770 年で「小子は賤者の稱、蓋し嬰兒を撫育する婢妾」と注している。症状と治療から見て、患者は憂悶を行動で解消するすべを持ち難い成人女性であるとするその説には説得力がある。

5）山田慶児、「臨床医の精神：『史記』扁鵲倉公列伝」（同、『中国医学はいかにつくられたか』、岩波書店、1999 年 1 月所収）、67 ページ。

6）「鬲」は横隔膜のことであり、「病めば人をして煩懣し、食下らず、時に沫を嘔かしむ」との記述からも、〈気〉が横隔膜を下ることができない状態と言える。または、〈気〉を隔てる病と考えてもよいと思う。小高修司は「関格」名義変遷攷」、『日本医史学雑誌』、55-1、2009 年 3 月、61 ページにおいて、「格＝鬲と見なす考えは前漢代には既にあった」と述べている。カルテ【01】において「内関」が扱われているが、古典にはしばしば「関格」とあり、カルテ群に「格」もたびたび現われる。「格」は「つかえて止まる」、「鬲」は「隔てる」という病理を示していると考えられる。〈気〉が下りないことで煩懣するため、〈気〉が上（＝陽）にある。霊枢・終始篇第 9 にみる人迎と脈口の比較で考えた場合は人迎の脈が、寸尺診であった場合には寸が旺盛であろう。このカルテ【02】においても脈診してすぐに「気鬲」と告げるあたりは、脈象と病証の密接な関連性が淳于意の〈治療世界〉のひとつの特性であるように思える。

7）張文虎、《校刊史記集解索隠正義札記》、下、中华书局、1977 年 8 月、页 627。滝川亀太郎、『史記會注考證』も注にこの張文虎を引いている。

8）藤堂明保編、『漢和大辞典』、学習研究社。

9）「絡」の字に諸説あるが、後述の出血と死の関係から、絡陽も静脈系の病であると考えられる。カルテ【01】の（鬲下に位置する）腸胃に発する「疽」に対して、この病証は鬲上の病である。カルテ【01】で「代なれば則ち絡脈　過ち有り」と「代なる者は絡の病なり」とあることからも、カルテ【02】は鬲上の静脈からの出血であると考えられ、部位として上部消化管が想定される。カルテ【01】も吐血であったが、「濁躁にして經するなり」の脈状とは速くて堅い脈で、かなりの異常を示していると思われるが、淳于意はこうした脈状から、病状判断と治療方針を組み立てていったのであろう。

10）身熱と脈盛と強い陽性の所見が重なっていることで、「重陽」と表現したのであろう。素問・陰陽応象大論第5には、「重陰は必ず陽、重陽は必ず陰なり」とあり、陰が重なり極まれば陽に、陽が重なり極まれば陰に転ずることが指摘されている。素問・玉版論要篇第15にも、「重陽なれば死し、重陰なるも死す」とあり、極めて重篤な状態を表わしている。

第3節　淳于意カルテ【03】

　『老子』は文帝が好んで読む書のひとつであった。

　　○吾が大<ruby>患<rt>たいくわん</rt></ruby>有る所以<ruby><rt>ゆゑん</rt></ruby>は、吾が身<ruby><rt>わ</rt></ruby>有るが<ruby>爲<rt>ため</rt></ruby>なり。(第13章)

　人が〈病〉に罹る究極の理由は脆弱な身体をもって生活しているからである。そう考えれば、感染・遺伝・環境などはいずれも人の〈病〉の側因である。国が〈病〉に陥る根本の原因は巨大な国体をもって存在しているからである。そう思えば、政治・経済・外交などはいずれも国の〈病〉の誘因である。文帝はそのことを知っていたであろう。身体にせよ国体にせよ、それらは時間と空間のなかに存在する。それゆえいつでもどこでもさまざまなものと接触し、変化してゆく。ときには病苦も生ずる。悩める帝・文帝はそこを見つめる。

　その文帝の苦悩を癒すかのように、淳于意は具体的な治療例を語ってゆく。文帝にとっての最大の悩みの<ruby>種<rt>たね</rt></ruby>と言える斉国の、その中枢にいる人々の〈病〉は斉国自体の〈病〉でもある。けれども文帝は他者の苦痛を他人事として小気味よく聞いているわけではない。自分事として身につまされて聴いてゆく。漢朝の〈病〉として聴いてゆく。そういう角度からカルテ【03】を読む。

【原文】

齊郎中令循病。衆醫皆以爲蹙人中而刺之。臣意診之曰、湧疝也。令人不得前後溲。循曰、不得前後溲、三日矣。臣意飲以火齊湯。一飲得前溲、再飲大溲、三飲而疾愈。病得之内。所以知循病者、切其脈時、右口氣急、脈無五藏氣。右口脈大而

數。數者、中下熱而湧。左爲下、右爲上。皆無五藏應。故曰
湧疝。中熱。故溺赤也。

【書き下し文】

齊の郎中令の循病む。衆醫皆以て蹙して人中と爲して之
を刺す。臣意 之を診て曰く、湧疝なり。人をして前後の
溲を得ざらしむと。循曰く、前後の溲を得ざること三日な
りと。臣意 飲ましむるに火齊湯を以てす。一飲して前溲す
るを得、再飲して大溲し、三飲して病 愈ゆ。病 は之を内に
得たり。循 の病を知る所以の者は、其の脈を切する時、
右口の氣急にして、脈に五藏の氣無し。右口の脈 大にして
數なり。數なる者は、中下熱して湧く。左 は下を爲し、右
は上を爲す。皆五藏の應無し。故に湧疝と曰ふ。中熱す。故
に溺赤きなり。

「齊の郎中令の…」。患者は齊国の郎中令である。郎中令の任
務は「宮殿の門戸の宿衛をつかさどり、諸郎官を統轄」すること
にあった。かなりの高官である。近衛師団の長というところだろ
うか。この職は中央の長安政府ではなく齊王国が人選をして任命
するものであった。どちらかと言えば、漢朝ではなく齊国側の人
物である。「郎中令の循病む」。患者は名を循と記されている。
「衆醫皆以て蹙して人中と爲して之を刺す」。「人中」は先賢の注
釈のほとんどが「入中」として「中に入る」と読んでいる。これ
に従う。「衆醫皆以て蹙して中に入ると爲して之を刺す」。医師
たちが診て、気が逆上して内部に入っていると判断して鍼治療を

したのです。淳于意の診察に先立って複数の医師が診察をした。当然、治療もしたであろうが、回復しなかったのであろう。それで淳于意に順番が回ってきたのである。文帝にとってはここがひとつの聴きどころであった。なぜなら淳于意の〈治療世界〉が他とどう違うのかがわかるだろうからである。

「臣意 之を診して曰く、湧疝なり」。私は診察をしてから申しました。これは湧疝です。「人をして前後の溲を得ざらしむと」。この病気になると小便も大便も通じないようになるものです。この「湧疝」という病名は現行の『黄帝内経』にない。当時の黄帝派諸論文にはあって、それが時代の推移とともに姿を消していった可能性もある。そうであれば黄帝派には存在意義の薄い病名であったことになる。いずれにせよ淳于意はこの病名を患者に告げた。正確に言えば、同時に文帝に告げた。淳于意は言いたい。自分は黄帝派と扁鵲派の二つの流れを受け継ぐ者であります。その証左として黄帝派と縁の薄い病名の症例を話題に出します。文帝は傾聴する。「循 曰く、前後の溲を得ざること三日なりと」。循は申しました。そうです。もう三日間も大小便の通じがないのです。

「臣意 飲ましむるに火斉湯を以てす」。私は「火斉湯」を飲ませました。「火斉」の語も現行の『黄帝内経』にない。淳于意前後の医療関係の古典にはこの淳于意カルテ以外に、『韓非子』喩老に次のような記述がある。その昔、扁鵲が斉の桓侯を診察した。数日をあけた診察のたびに、桓侯の病根が徐々に深行していると扁鵲が再三言うのを桓侯は受け容れない。その四度目の謁見で、

○扁鵲 桓侯を望みて還り走る。桓侯 故らに人をして之

82

を問はしむ。扁鵲曰く、疾の腠理に在るは、湯熨の及ぶ所なり。肌膚に在るは、鍼石の及ぶ所なり。腸胃に在るは、火齊の及ぶ所なり。骨髓に在るは、司命の屬る所、奈何ともする無きなり、と。

所謂「斉桓侯望診説話」の一部である。[5]「火斉」は医療分野では上記の『韓非子』と『史記』扁鵲倉公列伝にあるのみである。[6]「斉」は「剤」であるとするのが通説であるが、「火」の解釈には「服用すると体内が熱くなる」「火で調整した」などの諸説がある。「斉」を調剤の意として今は「火斉」と訓んでおくことにする。ともあれ、淳于意カルテ群には「火斉」の語が頻出する。後続のカルテ【05】、【10】に「火斉湯」、【04】に「液湯火斉」、【20】に「火斉米汁」、【23】に「火斉粥」というように、このカルテ【03】を含めて合計六箇所に登場する。それだけ淳于意の得意の処方であり、何よりも「火斉」という言葉を文帝に対して使いたかった、と考えられる。なぜだろうか。

　ここで忘れてならないことは、文帝と淳于意の対話が文字を介さず、音声のみで行なわれていることである。対話ではまず音声が発せられ、音声に意味が伴なう。聴き手はその音声から別の意味を想起することもある。そこに文脈が多重化する契機がある。誤解の危険もあるが、対話が構造性を帯びて立体的になればそれだけ味わいも出る。「火」の上古音が「クヮ」であり、それを耳で聴いた文帝はまずどういう文字であるのかと瞬時に考えたであろう。その文字を即座に問い質せば意味の多重性は生じないが、淳于意に密かな含意があるとすれば、問われても即答を避け、しばし文帝の脳裏にさまざまな文字が浮かんでは消える暇を与えた

であろう。この対話が文帝が大きな問題意識を持つ斉国の〈病〉を話題とするものであるからには、当時同じ音声「クヮ」であった「和」として文帝の耳に響き、そう響かせた淳于意に心意があった可能性がある。そうであれば、「火斉」は斉国を「和らげ」「和ませる」意となる。ならば、斉国に武断で臨むのではなく、文治で対する道があることを文帝が再認識したことになる。そもそも淳于意がそうした僭越な企図を抱いていたということではなく、対話は当事者の即興によって展開するものであることを考え合わせれば、こうした対話にこそ文帝が大いに興味を持ち、政務繁忙の隙間を探し、貴重な時間を投資したことも頷ける。そうした理由で、斉国と和合するという意味を併せ持つとして「火斉」と訓むこととする[8]。

　文帝は『老子』の章句のいくつかを想起したかも知れない。
　　○ 曲なれば則ち全し。（第22章）
　　○柔弱は剛強に勝つ。（第36章）
　　○堅強なる者は死の徒にして、柔弱なる者は生の徒なり。
　　　（第76章）
　　○ 弱の強に勝ち、柔の剛に勝つこと、天下知らざるは莫く、
　　　能く行なふこと莫し。（第78章）

　武力の行使のみが政治ではない。文帝は改めてそう思ったであろう。
「一飲して前溲するを得、再飲して大溲し、三飲して病愈ゆ」。その「火斉湯」が薬効を発揮しました。「大溲」を「大いに溲す」とすれば「一度飲むと大小便が出始め、二度目で快便するようになり、三度の服用で全快しました」となり、そのまま「大溲す」

とすれば「一度飲むと小便が出るようになり、二度目で大便も通じ、三度の服用で全快しました」となろうか。どちらにしても、一、二、三の三段階で病気がくりぬいたように抜ける著効を見た。文帝の脳裏には斉国を「和」の力で活かす道が描かれ始めたか。

「病（やまひ）は之（これ）を内に得たり」。「内」を房事の意味で「内（ない）す」として「病（やまひ）は之（これ）を内（ない）するに得たり」とすれば症状が出るほどの過淫であったのであろう。患者本人の生活習慣もあろうが、公務のストレス過剰が長期間続いていたのだろうか。しかしまた、「病（やまひ）は之（これ）を内（うち）に得たり」とすれば、「内」は陰であるから陰から陽に衝き上げるようにして起こる病象であるとも取れる。「循（じゅん）の病（やまひ）を知る所以（ゆゑん）の者（もの）は、其（そ）の脈（みやく）を切（せつ）する時（とき）、…」。カルテ群を見るかぎり淳于意はほとんどの場合、まず最初に脈診をしている。彼の診察法を山田慶児は以下のようにまとめている。[9]

脈診	22
色診	2
不明	1

淳于意は師の陽慶から黄帝派と扁鵲派の「脈書」を受け継いだ。「脈書」の広義は学脈であり、狭義は脈診の書である。その二重の意味において彼は当時の二つの流れを併せ、これらを調整して独自の〈治療世界〉を構築しつつあった。その彼の脈診であるからには独創的なものであって当然である。彼の指が患者の〈病〉を感知した。

「右口（いうこう）の氣急（ききう）にして、脈（みやく）に五藏（ござう）の氣（き）無（な）し」。「右口」の示す部位が不明であるが、素問や霊枢以降の「寸口」や「脈口」の表現に

も「口」の字がある。口はものを言い、思いを告げる。脈動の現われから身体の「言いたいこと」「思うこと」を読み取ることができる部位であることは間違いない。右口の気が急で、かつ五臓の気がないのか、脈位としての右口の気が急であれば五臓の気がないと判断できるというのかわからない。「右口の脈　大にして數なり」。右口の脈が大きく速かったのです。「數なる者は、中下熱して湧く[10]」。淳于意の説明は臨床医ではない文帝にとっては甚だ難しい。しかし、病象を脈象から捉えようとしていることはわかる。それで充分であった。「実体」に注目する思考から「関係」に注目する思考への転換。それは文帝の思考方法を大きく変えることを意味する。「左は下を爲し、右は上を爲す」。上下の脈位と解すると「六部定位脈診」の左右寸関尺の脈位を示しているようにも思える[11]。「皆五藏の應無し」。現代の知識を駆使しても不分明である。正確な意味がつかめないまま先を見ることにする。

「故に湧疝と曰ふ[12]」。淳于意は言い切った。過去の彼方から脈々と受け継がれてきた医学の流れのなかにあって自分は数限りなく臨床経験を蓄積し、吟味して、自分の〈治療世界〉を構築しつつあるのです。だから病名にも自分なりに工夫を凝らしています。「中熱す。故に溺赤きなり」。淳于意の言う「湧疝」とは、下にあるべきものが上を衝くほど上がり、陰から陽へ気が衝くように動き、下部がおろそかになるような病理である。そのため二便困難の病象を表わしていると捉える。彼は脈状を診た段階で、既に血尿などのあることを察知していた。「関係」から「実体」を捉える。それが淳于意の〈治療世界〉の特質であった。「実体」を「実体」として捉える「衆醫」と一線を画するところである。文帝は

淳于意との対話のなかで、斉国の〈病〉を漢朝の〈病〉との「関係」で見据えてゆく。今ひとたび『老子』を引く。

　○吾が大患（たいくわん）有（あ）る所以（ゆえん）は、吾（わ）が身（み）有（あ）るが爲（ため）なり。（第13章）

注

1）藤堂明保編、『漢和大字典』、学習研究社による。

2）鎌田重雄、「王国の官制」（同、『秦漢政治制度の研究』、日本学術振興会、1962年12月所収）、154ページ。

3）王利器主編、《史記注译》には「胸腹中」。浅井圖南（あさいとなん）、『扁鵲倉公列傳割解』は「腹中」。青木五郎、『史記（列伝四)』に「膈膜の中」とある。

4）「湧疝」の病名から考えると、「湧」は「涌」が本字であり水がわくことを指し、尿の異常である。また、「疝」は疝気であり、下腹や腰部がひきつり痛むことを指す。仮にこの患者・循が筆者の治療院に来院したとして、大小便が出ないと言えば、膀胱・直腸障害、もしくは腰髄から仙髄にかけての障害を疑う。患者は現役の郎中令であるからには壮年であろう。そうであれば、前立腺肥大があって排尿・排便に問題が出ることがあるが、「疝」というほどの痛みはないはずである。腹部から腰部の激痛であれば尿路結石の疑いもある。いろいろな疑いをひとつひとつ検証しながら対処することになるが、このカルテを見る限り、そうした患者の訴症の記述がないまま、淳于意は脈状での判断を文帝に解説する。彼は病象と脈象の対応関係を熟知していた。「実体」ではなく「関係」において〈病〉を把握していた。それが彼の編み上げていた脈診法の特異性である。文帝の叡智はこの脈診法が自分の領域＝政治に援用可能、と受け止めたであろう。患者を救いたい心は

「衆醫」に同じであるが、その道が確かに違う。

5）詳細は角屋明彦、『扁鵲の〈治療世界〉：〈全〉の医療』、白帝社、2018 年 4 月、第 4 章「斉桓侯望診説話」。

6）戦国時代末期の成立とされる『韓非子』喩老は「火齊」とするが、漢初の『史記』ではこの部分が「腸胃に在るは、酒醪の及ぶ所なり」となっている。これを山田慶児は、湯液の成立過程解明への重要な示唆と見て、「火齊」が徐々になじみが薄くなり、「火齊」と呼ばれるものは「酒醪」のみになっていたとする。山田慶児、「湯液の起源」（同、『中国医学の起源』、岩波書店、1999 年 7 月所収）の「4『史記』扁鵲倉公列伝の湯と火齊」、105、107、118 ページなど。

7）「和」の字自体が調整の意味として使われる。山田慶児の指摘によれば、「齊和」「和齊」の語は薬材の分量を加減して薬を調合することであり、淳于意カルテの列記されたあとにも「臣意　教ふるに案法、逆順の論、薬法、五味を定め、及び和齊湯の法を以てす」と弟子への教伝内容に触れた箇所がある。山田、前掲書、106、111 ページ。

8）淳于意が「和」を「火」と重ねて文帝の耳に響かせたのであるから、「火」にも意味があるはずである。素問・長刺節論篇第 55 に「病　少腹にあり、腹痛みて大小便を得ざるは、病　名づけて疝と曰ひ、之を寒に得」とある。腹痛と二便困難を「疝」の一語で表わしている。これに続いて「少腹・両股の間を刺し、腰・踝骨の間を刺す。刺して之を多くし、盡く晃せば病已ゆ」と、寒を解消するために刺鍼で熱を循らせる治法を述べる。「火齊湯」の「火」を思わせる。

9）山田慶児、「臨床医の精神：『史記』扁鵲倉公列伝」（同、『中国医

88

学はいかにつくられたか』、岩波書店、1999 年 1 月所収）、67 ページ。

10) 「右口の脈 大にして數なり」からは「脈大」が「上＝陽」に大きく広がっていると読める。「數なる者は、中下熱して湧く」とあるのは「下＝陰」に問題があり陽を支えらえていない状態とも取れる。「湧く」という表現も同じく陽を目指す病理であろう。すると、「急」であることも陰性の動きが低下した状態で、陰と五臓を相関させて、読み取っていると推察される。

11) 左右を脈位でなく、「上を爲す、下を爲す」つまり「上がる、下る」の動きで考え、「右は上を爲す」の陽性の動きを、急脈や大脈で五臓の低下度と、そのための熱の病理を数脈から知ることが可能としている。

12) 「湧疝」について江戸時代後期に将軍家に仕えた医師・多紀元簡は『扁鵲倉公傳彙攷』、1849 年で「按ずるに此れ乃ち骨空論に謂ふ所の衝疝、後世に或いは呼びて奔豚疝氣と爲す、是なり」と注している。その素問・骨空論篇第 60 には、「任脈の病爲る、男子は内に結して七疝たり。女子は帶下瘕聚たり。衝脈の病爲る、逆氣して裏急なり」として、経絡と病象を結んでいる。また、督脈の病として腎経および膀胱経との関わりを述べたのち、「此れを生ずるや、少腹從り上りて心を衝きて痛み、前後を得ずして衝疝爲り」とし、その治法は、「治は骨上に在り、甚だしき者は齊下の營に在り」と下腹部臍下（陰交）を示す。

第4節　淳于意カルテ【04】

　淳于意は斉国の都・臨淄(りんし)に治療院を構える一治療家に過ぎなかった。その彼を時の皇帝・文帝がわざわざ長安に呼んで、医療について語らせた。それからかなりのち、文帝の孫にあたる武帝に仕えた歴史家・司馬遷は歴史記録を人物別の物語に組み替えて『史記』を著わした。そして扁鵲と淳于意を併せてひとつの伝とした。「扁鵲倉公列伝」である。このなかに淳于意が文帝に語ったとされる二十五の症例がある。それらすべてが実際に淳于意が文帝に語ったものであるのかはわからない。しかし、それらが淳于意の〈治療世界〉を特徴付ける代表的・典型的なものであると司馬遷が看做したことは確実である。であるからには、カルテ【04】が記載されたことにもそれなりの意味があることになる。

【原文】
齊中御府長信病。臣意入診其脈、告曰、熱病氣也。然暑汗、脈少衰不死。曰、此病得之當浴流水而寒甚已則熱。信曰、唯然。往冬時、爲王使於楚、至莒縣陽周水。而莒橋梁頗壞。信則攣車轅、未欲渡也。馬驚卽墮、信身入水中、幾死。吏卽來救信、出之水中。衣盡濡。有閒而身寒、已熱如火。至今不可以見寒。臣意卽爲之液湯火齊逐熱。一飲汗盡、再飲熱去、三飲病已。卽使服藥、出入二十日、身無病者。所以知信病者、切其脈時、幷陰。脈法曰、熱病陰陽交者死。切之不交、幷陰。幷陰者脈順淸而愈。其熱雖未盡、猶活也。腎氣有時閒濁、在太陰脈口而希、是水氣也。腎固主水。故以此知之。失治一

時、即ち轉じて寒熱と爲る。

【書き下し文】

齊の中御府の長 信病む。臣意 入りて其の脈を診して告げて曰く、熱病の氣なり。然れども暑汗して、脈少しく衰ふるも死せず。曰く、此の病は之を流水に浴するに當たり寒甚だしく已にして則ち熱するに得たりと。信曰く、唯、然り。往冬の時、王の爲に楚に使ひし、莒縣の陽周水に至る。而るに莒の橋梁 頗る壞る。信則ち車轅を擥り、未だ渡るを欲せざるなり。馬驚きて即ち墮ち、信も身水中に入りて、幾ど死せんとす。吏即ち來りて信を救ひ、之を水中より出だす。衣盡く濡ふ。間く有りて身寒え、已にして熱すること火のごとし。今に至るまで以て寒に見ふべからずと。臣意 即ち之が爲に火齊を液湯して熱を逐ふ。一飲して汗盡き、再飲して熱去り、三飲して病已ゆ。即ち藥を服せしむること、出入二十日にして、身病む者無し。信の病を知る所以の者は、其の脈を切する時、陰に幷す。脈法に曰く、熱病の陰陽交はる者は死すと。之を切するに交はらず、陰に幷す。陰に幷する者は、脈 順清にして愈ゆ。其の熱未だ盡きずと雖も、猶ほ活くるなり。腎氣 時有りて閒々濁り、太陰の脈口に在りて希なる、是れ水氣なり。腎は固より水を主る。故に此を以て之を知る。治を失すること一時ならば、即ち轉じて寒熱と爲りしならん。

「齊の中御府の長…」。中御府の長とは御史大夫府の長官であ

る。王の秘書を務める側近である。「中御府の長 信病む」。患者の名を長と言う。「臣意 入りて其の脈を診して告げて曰く、熱病の氣なり」。私は部屋に入り、脈を診て、これは熱病の脈気ですと申しました。「然れども暑汗して、脈 少しく 衰ふるも死せず」。暑さに汗をかき、脈がやや衰えてはいますが、これで死ぬことはありません。「曰く、此の病は之を流水に浴するに當たり寒甚だしく已にして則ち熱するに得たりと」。私は続けて申しました。これは流れる水を身に浴びたことでひどく体が冷え、しばらくしてから発熱したのが原因です。「信曰く、唯、然り」。私がそう申しますと、信はその通り、と言いました。患者の信が淳于意の脈診の腕前を試し、どういうことかひとつ当ててみてもらいたい、と言って診察が始まったのではないかとも思われる。それほど彼の脈診は知識人の興味を惹くものであったのだろう。

「往冬の時、王の爲に楚に使ひし、莒縣の陽周水に至る」。去年の冬のこと、斉王のご命令で楚の国に使者に発ったのです。莒県の陽周水という川に至りました。莒という地名で思い出すのは、春秋時代、斉国の君位継承を繞って公子・糾が亡命地の魯から、その弟の公子・小白が莒から、それぞれ本国の都・臨淄をめざして急行したこと。糾の臣・管仲が主君のために刺客となり小白の命をねらったものの、小白はとっさの機転でこれを躱し、無事に臨淄に辿り着いて即位したこと。即位した桓公は師・鮑叔牙の言を容れ、私怨を捨てて管仲の才を採って宰相としたこと。立場・状況に左右されない管仲と鮑叔牙の深い親交、つまり管鮑之交。そして、宰相・管仲の支えによって桓公が春秋五覇の一人となって斉国繁栄の世を築いたこと。そうした一連の史話がこ

92

のときの文帝の脳裏に蘇ったであろう。文帝はこうした斉の良き風土を知っている。しかし、今はその地の統治を同族に任せている。その斉王が同じく同族の楚王に側近を派遣して何を伝えようとしたのか。文帝の心奥には懸念が生じたであろう。

「而（しか）るに苢（きよ）の橋梁（けうりやう）頗（すこぶ）る壊（やぶ）る。信（しん）則（すなは）ち車轅（しやゑん）を攣（と）り、未（いま）だ渡（わた）るを欲（ほつ）せざるなり。馬（うま）驚（おどろ）きて即（すなは）ち堕（お）ち、信も身（み）水中（すゐちゆう）に入（い）りて、幾（ほとん）ど死（し）せんとす。吏（り）即（すなは）ち来（きた）りて信を救（すく）ひ、之（これ）を水中（すゐちゆう）より出（い）だす。衣（い）盡（ことごと）く濡（うるほ）ふ」。文帝の耳底には事故の様子が生々しく聞こえ届く。着くには着いたのですが、橋桁（はしげた）がひどく壊れていました。私は馬車の轅（ながえ）を握り、渡るのを躊躇していましたが、馬が何に驚いたのか、あっという間に私は馬車ごと川に落ち、あわや溺れ死ぬところを、小役人がすぐ救い出してくれました。私はずぶ濡れでした。「聞（しばら）く有（あ）りて身（み）寒（こご）え、已（すで）にして熱（ねつ）すること火（ひ）のごとし」。しばらくするとぞくぞくと寒くなり、そうこうするうちに火のような熱が出ました。「今（いま）に至（いた）るまで以（もつ）て寒（かん）に見（あ）ふべからずと」。それ以来、今に至るまで寒気に当たることができないのです、信はそう申しました。

「臣意（しんい）即（すなは）ち之（これ）が為（ため）に火齊（くわせい）を液湯（えきたう）して熱（ねつ）を逐（お）ふ」。私は直ちに…。淳于意の処置はすばやい。さて「火齊（くわせい）を液湯（えきたう）して」と訓じたものの、それでは、信のために火斉湯を煎じたということになるが、山田慶児が指摘するように、カルテ【03】の「火斉湯」は通利剤であり、ここは解熱剤であるから同一のものであるか疑わしい。「液湯火齊（えきたうくわせい）もて」[2]とすれば、別種の薬であることが明確になる[3]。諸説あるが、ここに読み取れることは、淳于意が文帝に対して「火斉（くわせい）」の語を使いたかったということである。「火斉」は文帝

にとって特殊な意味を持つ暗号であった。

「一飲して汗盡き、再飲して熱去り、三飲して病已ゆ」。一度飲んで汗が出なくなり、二度飲んで熱が退き、三度飲んだ時点で病気はそこで止まりました。「中途で已む」の意で「已」の字が使われている。「卽ち藥を服せしむること、出入二十日にして、身病む者無し」。こうして服用二十日ほどで不具合なところは無くなりました。文帝には「火斉」の語がさぞかし頼もしく響いたことであろう。

「信の病を知る所以の者は、其の脈を切する時、陰に幷す」。患者・信の病構を察知したのはこのときも彼独自の脈診であった。「幷陰」の語について浅井圖南は『扁鵲倉公列傳割解』1770年で、

> ○熱邪陽を去り陰に歸し、專ら裏に在り。之を幷陰と謂ふ。

と注している。『黄帝内経』素問・瘧論篇第35には「陰に幷す」として、

> ○陰未だ陽に幷せず、陽未だ陰に幷せざるに、因りて之を調ふれば、真氣安んずるを得、邪氣乃ち亡ぶ。

とある。これら以外の「幷」の字の単独使用例としては、素問・陰陽応象大論篇第5に、四方のうちの東方について、

> ○東方は陽なり。陽なる者は其の精上に幷す。上に幷すれば、則ち上明にして下虚す。故に耳目をして聰明ならしめ、手足をして便ならざらしむるなり。

また、素問・宣明五気篇第23には、精気の所在について、

> ○五精の幷する所、精氣心に幷すれば則ち喜ふ。肺に

すれば則ち悲しむ。肝に并すれば則ち憂ふ。脾に并すれば則ち畏む。腎に并すれば則ち恐ゆ。是れを五并と謂ふ。虚して相ひ并する者なり。

と、精気が五蔵の虚に乗じて「かたよる」ことを言っている[4]。

「脈法に曰く、熱病の陰陽交はる者は死すと」。『脈法』には「熱病で陰気と陽気が入り混じる場合は助からない」と書いてあります。この『脈法』の書名はカルテ【01】、【05】、【06】、【15】、【24】にも登場するが現存しない。「陰陽交」の名は素問・評熱病論篇第33に見える。

　　○黄帝問ひて曰く、温を病む者有りて、汗出でて輒ち復た熱し、而して脈躁疾にして、汗を為し衰へ、狂言して食すること能はず。病名づけて何と為すと。岐伯對へて曰く、病陰陽交と名づく。交なる者は死するなりと。

同所に、

　　○邪氣骨肉に交争して汗を得る者は、是れ邪却きて精勝つなり。精勝てば、則ち當によく食して復た熱せず。復た熱する者は、邪氣なり。汗なる者は、精氣なり。今汗出でて輒ち復た熱する者は、是れ邪勝つなり。食すること能はざる者は、精に俾無きなり。病みて留まる者は其の壽立ちどころにして傾くべきなり。

とあり、ここに言う「交」は身体の運営に必須である「陰陽の交流」とは違う。「交」は死につながる「陰陽の交争」である。従って「陰陽交」とは、陽・邪が陰・精に侵入することである。通常はまじわってはいけないものが「まじわる」ことである。

「之を切するに交はらず、陰に幷す。陰に幷する者は、脈　順清にして愈ゆ。其の熱未だ盡きずと雖も、猶ほ活くるなり」。切脈してみると陰気・陽気は交争しておらず、陽気が陰の領域にかたよっていました。この幷陰の場合は脈が順調で平静であり、治癒します。熱がまだ残っていても、助かります。「腎氣 時有りて閒々濁り、太陰の脈口に在りて希なる、是れ水氣なり」。この判断を裏づける脈診を淳于意は文帝に述べる。腎の〈気〉がときとして濁り、希薄になることが太陰の脈口で感じられました。これは身体内の水気に淵源がある証拠です。「腎は固より水を 主る」。腎は元来、水の流通を統御しています。「故に此を以て之を知る」。こういう次第で患者の病構を把握しました。「治を失すること一時ならば、卽ち轉じて寒熱と爲りしならん」。治療がもう少し遅れていたら、寒熱病になっていたことでしょう。淳于意は「陰陽交」ではなく「幷陰」であると判断した。文帝は「幷」と「交」の対比に興味を持ったであろう。その考察に少し迂回路を辿ることにする。

「河上公説話」というものがある。河上公と呼ばれる人物が黄河のほとりに庵を結んで暮らしていた。『老子』を愛読する文帝は一族・家臣にも読むように命ずるほどであった。文帝は『老子』の難解箇所に解説を求めるべく使者を河上公のもとに派遣した。直接来るものだと言う河上公の言葉に従って、文帝が訪ね、臣民として答えるように言うと河上公は突然空中に浮かび「何ぞ臣を民とすること、之れ有らんや」と一喝。河上公が常人でないことを悟った文帝が謝ると、河上公は文帝に二巻の書を授けた。そういう話である[5]。これが実話かどうかは甚だ疑わしいが、身分

の差を超えて賢者に叡智を求めた文帝であればこそ遺された話である。だからこそ一介の治療家・淳于意とも対話をしたのである。

　この河上公が『老子』に注を付したとされるものが『老子河上公章句（ろうしかじょうこうしょうく）』である。文帝の実在した前漢時代を数百年下る六朝時代に成るとされている。この書の特徴のひとつは「治身治国」、つまり、身体を治す（なおす）医学思想と国体を治める（おさめる）政治思想が並記されていることにある。[6]このなかに、

　　○春（はる）は陰陽交々（いんやうこもごも）通じ、萬物感（ばんぶつかん）じ動く（うご）。（第20章注）
　　○道（みち）は唯だ（た）窈冥無形（えうめいむけい）なり。…陰陽交々會（いんやうこもごもくわい）するなり。（第21章注）

これら「陰陽交々」は病名の「陰陽交」ではないが、「交」は異なるものが「まじりあう」意味である。

　　○大國（たいこく）は下流（かりう）なり。天下（てんか）の交（かう）なり。（第61章）

　大きな国はいわば河の下流にあって、天下の万物がまじりあうところである、との本文に注して、

　　○大國（たいこく）は天下（てんか）の士民（しみん）の交會（かうくわい）する所（ところ）なり。（第61章注）

とある。「交」とは異なるものが「交流」して関係を持つことである。

　話は迂回路からカルテ【04】に戻る。素問・瘧論篇第35には「瘧」の病証を、陰陽交の具体的病例として挙げている。少し長いが引用する。

　　○陰陽上下（いんやうじやうげ）して交々爭ひ（こもごもあらそひ）、虚實更々作り（きょじつこもごもおこり）、陰陽相ひ（いんやうあひ）移れば（うつれば）なり。陽（やう）陰（いん）に幷（へい）すれば則ち（すなはち）陰實（いんじつ）して陽虚（やうきょ）す。陽明（やうめい）虚（きょ）すれば則ち（すなはち）寒慄（かんりつ）して頷（あご）を鼓す（こきやうきょすなはち）なり。巨陽（きょやう）虚（きょ）すれば則ち（すなはち）

腰脊頭項痛む。三陽 倶に虚すれば則ち陰氣勝ち、陰氣勝てば則ち骨寒えて痛み、寒 内より生ず。故に中外 皆寒ゆ。陽 盛んなれば則ち外熱し、陰 虚すれば則ち内熱す。外内 皆熱すれば則ち喘して渇す。故に冷飲せんことを欲するなり。此れ皆之を夏に暑に傷らるるに得。熱氣盛んにして、皮膚の内、腸胃の外に藏さる。此れ榮氣の舍る所 なり。此れ人の汗空をして疎ならしめ、腠理をして開かしめ、因りて秋氣を得れば、汗出でて風に遇ひ、及び之を以て浴するに得。水氣皮膚の内に舍り、衞氣と幷居す。

　「瘧」はマラリアに代表される激しい高熱の病証であるが、強い悪寒や震えを伴うことから著しい陽の虚からくる病理として「陽 陰に幷す」と述べられている。陰と陽の交争によって、「内」に熱が盛んでありながら、「外」の肌膚に水気と衛気が「幷居」する状態によって体表の守りも失われる。陰陽が機能しない状態である。ここには「交」と「幷」の両方が登場している。

　淳于意が患者・信の病気を「陰陽交」ではなく「幷陰」であると説くとき、それを傾聴する文帝、政治と医療の接触領域に立つ文帝にはこの対話の意味は格別であったであろう。「かたよる」「ならぶ」「あわす」などの側面のある「幷」とは異なる個物が連続性（ときには親和性）をもって接触する「連接」の関係にあること、「まじわる」「まじりあう」などの側面のある「交」とは異なる個物が非連続性（ときには反発性）をもって接触する「分接」の関係をもつことである。それら接触によって発生する状態は〈病〉＝望ましくない状態であるが、それぞれに悪しきもの（悪性）と悪しからぬもの（良性）とがある。次表にまとめる。

	并（連接）	交（分接）
悪しからぬもの	并陰 カルテ【04】	7)
悪しきもの	素問・瘧論篇第35	陰陽交 素問・評熱病論篇第33

　カルテ【04】に展開される対話内容を文帝は「并陰」＝「悪しからぬ連接」、「陰陽交」＝「悪しき分接」と心耳に受け容れたのである。

注

1）倉修良主编、《史記辞典》、山东教育出版社、1991 年 6 月による。牧野謙次郎、『史記國字解』、早稲田大学出版部、1919 年 11 月には、「宮中の服御を掌る役所の長官」とある。

2）山田慶児、「湯液の起源」（同、『中国医学の起源』、岩波書店、1999 年 7 月所収）の「4『史記』扁鵲倉公列伝の湯と火斉」、108 ページ。

3）多紀元堅（たきもとかた）は『扁鵲倉公傳彙攷』の付按で、『漢書』郊祀志（こうしし）に、「風（かぜ）に順（したが）ひ液湯を作（つく）る」とあることを記している。前漢から自立して新を建てた王莽（おうもう）は神仙を好み、八風臺（はちふうだい）を宮中に建て、液湯を作らせた。これは仙薬の一種であろう。また、「液湯火斉」が熱邪を除く湯液であるとする説もある。王利器主编、《史記注译》、四、列伝（二）、三秦出版社、1988 年 11 月、頁 2224 など。

4）東海林茂、「并について」、『日本経絡学会誌』、9-10、1983 年 5 月はこのほかに「ならぶ」「あわす」などの用例を素問や霊枢のなかに区別・整理している。

5）『神仙伝』、巻 3。及び『老子道徳経序訣』による。詳細は楠山春

樹、「河上公説話の形成」（同、『老子伝説の研究』、創文社、1979年2月所収）などを参照されたい。

6）楠山春樹、「河上公注の特殊相」（同、前掲書所収）。

7）ここに関連する「良き分接」として診断法「分界法」については後述する。

第5節　淳于意カルテ【05】

　語り手の淳于意が文帝の下問に答えて斉国の症例を挙げてゆくと、聴き手の文帝は症例のひとつひとつを聴くなかに斉国の〈病〉の実態を断片的に知り、そのモザイクがつながって、やがて漢朝の大きな〈病〉が見えてくる。小さな〈鏡〉が集まって、大きな漢の〈病〉がそこに映ってくるようなものである。その〈鏡〉を見ながら、文帝は治療と政治を二重映しに思考してゆく。

　淳于意の側から言えば、この〈鏡〉はおのれの〈治療世界〉を映し出すものであった。構築中の〈治療世界〉を言葉に表現することで整理が進んでゆく。文帝との対話という〈鏡〉なくして彼は自己の〈治療世界〉を生涯、覚知・構築できなかったであろう。

　さて、現代に生きる我々はその〈鏡〉に何を見据えることができるのであろうか。

【原文】
齊王太后病、召臣意。入診脈曰、風癉客脬。難於大小溲、溺赤。臣意飲以火齊湯。一飲卽前後溲、再飲病已、溺如故。病得之流汗出滫。滫者去衣而汗晞也。所以知齊王太后病者、臣意診其脈、切其太陰之口、溼然風氣也。脈法曰、沈之而大堅、浮之而大緊者、病主在腎。腎切之而相反也。脈大而躁。大者膀胱氣也。躁者中有熱而溺赤。

【書き下し文】
齊王の太后病み、臣意を召す。入りて脈を診して曰く、風癉

脬に客す。大小の溲に難く、溺赤し。臣意 飲ましむるに火齊湯を以てす。一飲して即ち前後溲し、再飲して病已え、溺故のごとし。病は之を流汗出でて滫するに得たり。滫とは衣を去りて汗晞くなり。齊王の太后の病を知る所以の者は、臣意 其の脈を診し、其の太陰の口を切するに、溼然として風氣なり。脈法に曰く、之を沈むるに大にして堅、之を浮ぶるに大にして緊なる者は、病主として腎に在り。腎もて之を切するに相ひ反するなり。脈 大にして躁なり。大なる者は膀胱の氣なり。躁なる者は中に熱有りて溺赤し。

「齊王の太后病み、…」。斉王の太后とは誰を指すのだろうか。可能性を整理する。

①初代斉王・劉肥（在位：前 201～前 189）の母＝曹氏[1]

淳于意が公乗陽慶に弟子入りしたのが高后八（前 180）年であり、それから治療家になってゆくので、曹氏がよほどの長命であっても、淳于意の診察・治療の対象となったとは考え難い。

②初代斉王・劉肥が母として尊重した魯元公主

斉王・劉肥が長安に入朝した際、呂后により殺害されそうになるが、呂后の機嫌を取るため、呂后の実娘で劉肥にとっては異母姉の魯元公主に化粧料として領土の一部を献上する。そして劉肥は公主を「太后」と呼んで母の礼をもって尊んだ[2]。しかし彼女は高后元（前 187）年に亡くなっているので、このカルテの患者である可能性はない。

③二代斉王・劉襄（前 188～前 179）の母＝駟氏

初代斉王・劉肥の后。その実家の当主は斉の宰相となった駟鈞

である。史書には、

　　○駟鈞は悪人なり。（『史記』呂后本紀）
　　○母家の駟鈞は悪戾、虎にして冠する者なり。（『史記』斉悼
　　　　恵王世家）

と評される。斉王・劉襄を新帝にすれば、呂一族による暴政と同
様のことが駟一族によって繰り返されることになろうとの群臣の
危惧から、斉王・劉襄は候補から除外され、代王・劉恒の即位と
なった経緯がある。事の詳細は不明であるが、心悪しく道に背
き、冠をかぶった虎のようとされる駟鈞を中心とする外戚・駟一
族にこの「太后」も属することになる。けれども淳于意が師・公
乗陽慶に入門したのが高后八（前180）年であるので、入門早々
に二代斉王の「太后」の診療に呼ばれることはありえないだろう。

④三代斉王・劉則（前179～前165）の母

　不詳。

⑤四代斉王・劉将閭（前164～前154）の母

　不詳ではあるが、劉将閭は劉襄の弟であるから、同母であれば
③と同一の女性になる。

　以上の整理に文帝の在位期間が前180年から前157年であるこ
と、淳于意の医療裁判が前167年であってこの対話はそれ以降で
あること、などを考え合わせると斉王太后は三代・劉則の母（④）
か、四代・劉将閭の母（⑤）とするのが妥当であろう。いずれに
せよ患者は漢初の憂苦多き斉王家中枢の女性ということになる。

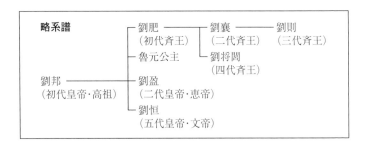

略系譜

劉邦（初代皇帝・高祖）
├ 劉肥（初代斉王）── 劉襄（二代斉王）── 劉則（三代斉王）
│　　　　　　　　　└ 劉将閭（四代斉王）
├ 魯元公主
├ 劉盈（二代皇帝・恵帝）
└ 劉恒（五代皇帝・文帝）

　その女性が病んで「臣意を召す。入りて脈を診して曰く、風癉胕に客す」。お召しを受けた私は脈診ののち申しました。風癉が胕に留まっております。「風癉」という病名は現行の『黄帝内経』にない[3]。「胕」も『黄帝内経』にない。医療は黄帝派の枠内に留まらないことを文帝が聴きたい、淳于意も言いたいのであれば、新奇な病名を話題に出すのも頷ける[4]。「胕」は歴代の注釈家が「膀胱」とする。

　「大小の溲に難く、溺赤し」。それで大小便が通じにくく、尿の色が赤いのです。「臣意 飲ましむるに火齊湯を以てす」。私は「火斉湯」を処方しました。「火斉」の語は全二十五のカルテのうち【03】、【04】、【05】、【10】、【20】、【23】の六箇所に登場し、最多である。「一飲して即ち前後溲し、再飲して病已え、溺故のごとし」。服用一回で小便と大便がすぐに通じ、二回で症状の進行は止まり、尿は健常者のようになりました。「病は之を流汗出でて滫するに得たり。滫とは衣を去りて汗晞くなり[5]」。この病気は流れる汗を「滫」したことによります。「滫」とは衣服を脱いで汗が乾くことです。こうして淳于意がわざわざこの語を繰り返し説明していることから、文帝にも聞き慣れない語であったか、淳

于意が殊更に強調したかったか、何らかの理由があったと思われる。この語の原義を説明しただけで実際はそうではなかったのかも知れないが、現実にそのようなことが起きたのであれば、齊王の太后ともあろう高貴な女人が、何故に、したたる汗を脱衣して乾かせたという「流汗出でて滲す」るような尋常ならざる事態に立ち至ったのか。長安の文帝からは見えない齊王家の波乱、その渦中に翻弄されたがための発病であろうかと思われるが、これは憶測に過ぎない。

　「齊王の太后の病を知る所以の者は、臣意 其の脈を診し…」。その病気は脈を診ることでわかったのです。「其の太陰の口を切するに、溼然として風氣なり」。太陰の「口」を垂直切断するようにして脈を診たところ、しっとりとした風気を感じました。「脈法に曰く…」。この『脈法』はカルテ【01】、【04】、【05】、【06】、【15】、【24】の計六箇所に出る。淳于意が拠り所としていた書であることがわかる。その書に「之を沈むるに大にして堅、之を浮ぶるに大にして緊なる者は、病 主として腎に在り」とあります。いったい脈診の浮・沈の区別はいつごろからのものであろうか。それは歴史の深い闇に覆われた興味ある研究課題であるが、それよりも淳于意のこの説明を聴いた文帝にとってはどう響いたのであろうか。治療家にあらざる政治家の文帝には「沈」・「浮」という言葉にまずは聴き耳を立てたであろう。

　文帝が愛好する黄老思想の書に『荘子』がある。現存するその外篇・知北遊は分別の塊のような知という男が北のかた、玄水のほとりに遊び、本源的真理・〈道〉の体得方法を三人に訊ねる説話から始まる。ところが、為すことも謂うこともない男・無為謂は

何も答えてくれない。分別を忘れた男・狂屈は答えようとはしたもののその言葉を忘れてしまった。そして黄帝は思考と存在を超越するよう示唆する。この説話と次の説話をつなぐ論説部分に以下のくだりがある。

　　○天下 沈浮せざること莫くして、終身 故ならず。

　この世のすべては沈んだり浮いたり、常に変化して、もとのままで存在し続けるものはない。『荘子』外篇は後世の偽作とも言われているが、内容を削減した現行のものよりずっと大部であったと言われる往時の『荘子』にこのあたりの原型があったのであろうか。果たして文帝はこれを読んでいたであろうか。

　思えば文帝は多くの「沈」・「浮」を直接・間接に知った。稀代の英傑・項羽、乱世に翻弄された呂后。漢朝創成期に生きた人々は誰しも時代の波に浮きつ、沈みつした。文帝自身は幼いときから北の辺境・代の国に配置されて沈んでいたが、天候の厳しさや匈奴の脅威によく耐えて国力の蓄積に励み、思いもよらぬ展開で浮き上がって長安の帝座に就いた。そうした文帝であれば「沈」や「浮」は切実な言葉であったに違いない。

　さてまた医療の領域では「沈」・「浮」の語が頻出する。現行の『黄帝内経』を調べ直せば、素問・四気調神大論篇第2では万物の沈浮に従順であるべきことを、

　　○夫れ四時陰陽なる者は萬物の根本なり。聖人の春夏に陽を養ひ、秋冬に陰を養ふ所以は、其の根に従ふを以てなり。故に萬物と生長の門に沈浮す。

と述べている。素問・八正神明論篇第26には、診察の要点として、

〇先づ日の寒温、月の虚盛を知りて、以て氣の浮沈を候ひ、
　　而して之を身に調へ、…

とある。また、刺要論篇第50には治療にあたって、

　　〇病に浮沈有り、刺に浅深有り。各々其の理に至り、其の道
　　を過ぐる無かれ。

と記している。当代きっての知識人・文帝はこうした黄帝派諸論
文（の原型）に既に眼を通していたであろうか。万物に「沈」・
「浮」があるからには、病気にも「沈」・「浮」がある。治療は部位
の「沈」・「浮」を区別し、診察も脈位の「沈」・「浮」で察知する。
「沈」と「浮」の時空のなかで漢朝経営の道を摸索する文帝は淳于
意の説明に聴き入ったことであろう。

　「之を沈むるに大にして堅、之を浮ぶるに大にして緊なる者は、
病主として腎に在り」。深い部位で脈を診て「大」で「堅」、浅い
部位で「大」で「緊」であれば、主として腎に病根がある、と書
いてあります。「腎もて之を切するに相ひ反するなり」。腎に病根
があると思って脈を診たところ、そうではありませんでした。淳
于意にとって『脈法』はあくまでも基準で、彼の脈診はそのうえ
に工夫を足して独自のものにしている。「脈　大にして躁なり」。
脈は「大」で「躁」でした。「大なる者は膀胱の氣なり」。「大」
であれば膀胱が病んでいることを示す脈気です。「躁なる者は中
に熱有りて溺赤し」。「躁」は身体内に熱があることを表わすの
で、それで尿が赤くなったのです。

　このカルテはここまでで終わっているが、ここに素朴な疑問が
生じる。「胕」と「膀胱」が同じ意味であるとするならば、何故に
同一カルテ内の冒頭では「胕」、末尾では「膀胱」と並存するの

か。両者に違いがあるとすればそれは何であろうか。関連の史料を見よう。

　漢初に造られた馬王堆漢墓から出土した『五十二病方』には「膀」「胱」がなく「脬」がある。

　　○弱（ゆばり）利（り）せず。脬（はう）盈（み）つる者（もの）…（201）[6]

と、小便が出なくなり、「脬」にいっぱいになった場合の対処法を説く。

　　○狗（いぬ）を殺（ころ）し、其（そ）の脬（はう）を取（と）り、以て籥（もつ）を穿（ふ）ち、直中（ちよくちゆう）に入（い）れて
　　　之（これ）を吹（ふ）く。（290）[7]

　犬の「脬」に竹筒をさし、患者の直腸に入れ、吹いてふくらます。この二例であり、いずれも「ゆばりぶくろ」の意味である。現行の『黄帝内経』には「脬」がない。「膀」「胱」はある。更に「胞」が「子宮」の意味で使われる以外に「ゆばりぶくろ」の意味でも使われている。霊枢・五味論篇第63に、[8]

　　○胃中（ゐちゆう）和温（わをん）なれば、則（すなは）ち（酸）下（さん）りて膀胱（ぼうくわう）に注（そそ）ぎ、膀胱（ぼうくわう）
　　　の胞（ひ）薄（うす）くして以て懦（だ）らかければ、酸（さん）を得（う）れば則（すなは）ち縮（ちぢ）み…

　素問・痺論篇第43に、

　　○胞痺（ひ）なる者（もの）は、少腹膀胱（せうふくぼうくわう）之（これ）を按（あん）ずれば内痛（うちいた）み、沃（そそ）ぐに湯（ゆ）
　　　を以てするが若（ごと）く、小便（せうべん）に澀（しぶ）り…

とある。ここで辞書の解字を味わうことにしよう。藤堂明保編、『漢和大辞典』、学習研究社の各所の説明を集めて箇条書きにする。

┌─────────────────────────────────────┐
│「脬」…「肉」＋「ふっくらと外からつつむ」の「孚」＝「ふっく
│　　　らとふくらんだ形をした小便ぶくろ、ゆばりぶくろ」
└─────────────────────────────────────┘

> 「膀」…「肉」＋「左右または上下に張り出る」の「旁」＝
> 「ぱんぱんに張ったふくろ、（満たされたときの）ゆば
> りぶくろ」 ※（ ）の部分、筆者補足
> 「胱」…「肉」＋「広がる」の「光」＝「中がうつろにひろ
> がった内臓、（からっぽのときの）ゆばりぶくろ」
> ※（ ）の部分、筆者補足
> 「胞」…「肉」＋「外皮でまるくつつむ」の「包」＝「胎児を
> 包む皮膜、えな。外に膜があってまるく包むもの」

　適否には議論があろうが、こうして並べると、辞典執筆者が永
年辛苦の研究蓄積にもとづいて丹精込めた一貫した〈話〉として
文学性を持っている。

　以上を表にまとめる。

	「脬」	「膀」「胱」	「胞」
『五十二病方』	有	無	無
『史記』淳于意カルテ	有	有	無
現行『黄帝内経』素問	無	有	有
現行『黄帝内経』霊枢	無	有	有

　表にある四つの史料だけで実情がつかめるとは思えないが、
「ゆばりぶくろ」という意味で古くは「脬」を用い、次第に「膀」＋
「胱」に移行し、そして「胞」も加わっていったとも読み取れる。[9)10)]

　このカルテ【05】の患者は太后と呼ばれる女性である。膀胱だ
けでなく隣接する子宮を含めて「脬」としたとき、尿のたまる構
造である膀胱よりも、内部に空隙のある子宮とするのが「風癉 脬

に客^{かく}す」を理解しやすい。その場合、頻尿となることも多かろうが、卵巣嚢腫や子宮筋腫が大きい場合などは二便に影響を与えることがあり、患者の症状にも適している¹¹⁾。

「風癉」「胗」など、文帝には甚だ奇異に聞こえる言葉を使って淳于意は語った。脈の浮沈に文帝は漢朝の浮沈を重ね併せて聴き入ったことであろう。これらカルテ群が本当は淳于意が文帝に語ったものではないかも知れない。それを承知でこうして考察を進めることは史実を学術的に探究する純粋な学問からすれば無意味で無謀であろう。しかし「どのように（how）」と問うだけでは真実は見えてこない。「なぜ（why）」と問うことによって真実が見えてくる。鏡にどのように映るかではない、なぜ〈鏡〉にこんなものが映るのか、なぜ自分の眼前に〈鏡〉があるのかを問うてもよいと考える。何よりも〈病〉という領域はそういう問いかけをしたくなる領域なのである。

注

1）劉肥^{りゅうひ}の母・曹氏は高祖・劉邦^{りゅうほう}が帝位に就いて漢朝を創始するより以前の紆余曲折のなかで出会った女性である。『史記』斉悼恵王世家には「外婦^{ぐわいふ}なり」と短く記されているのみで、正式の妻の扱いにあらざる「めかけ」の意である。史書をもとに大きく解釈を膨らませた小説で彼女の人生を想像するのであれば、宮城谷昌光、「風の消長」（同、『長城のかげ』、文春文庫、1994 年 4 月所収）、が助けとなる。

2）『史記』呂后本紀に「齊王乃^{せいわうすなは}ち城陽^{じやうやう}の郡^{ぐん}を上^{たてまつ}り、公主^{こうしゅ}を尊^{たふと}びて王太后^{わうたいこう}と爲^なす」とあり、『漢書』高五王伝にも「齊王城陽郡^{せいわうじやうやうぐん}を

献じ、以て公主を 尊 びて王太后と爲す」とある。斉の太后と呼ば
れたこの女性は文帝にとって異母姉に当たる。嘗て彼女は敗走す
る馬車を軽くするために父・劉邦によって投げ捨てられそうに
なった。趙王・ 張 敖に降嫁させられ、その張敖が謀反の嫌疑で王
位を失ってのちには、匈奴懐柔のために冒頓単于に再降嫁させら
れる話も出た。動乱の時代に翻弄され続けた人であった。文帝が
彼女のその後について聴きたいと思ったとしても不思議ではない
が、生存年代から見てやはりこのカルテの患者ではなかろう。

3）藤堂明保編、『漢和大辞典』、学習研究社は「癉」を「疒」と「う
すべったい」の「單」とに解字し、「やむ、やみつかれてやせる」
意とし、おこりの一種、熱病と説明している。熱により消耗して
痩せる状態を指すと考えられる。現行の『黄帝内経』には「消癉」
「癉瘧」「癉熱」「脾癉」「胆癉」「黄癉」「癉病」といった語がある。
「癉」一字単独では、まず、素問・脈要精微論篇第 17 に「風 成れ
ば寒熱たり。癉 成れば消 中 たり」とある。風邪の働き方によっ
て、寒にも熱にもなり、癉が発生すると、強い胃熱によって飢餓
感を強めると取れる。素問・玉機真蔵論篇第 19 には「 病 名づけ
て脾風と曰ふ。癉を発し、腹 中 熱し、煩心して黄を出だす」とあ
る。脾風もまた熱によって脾を思い、煩心と黄疸の症状をみせる。
黄疸は肝炎や胆管閉塞によってビリルビンが排泄されないために
起こるが、黄疸が出るまで無症状のことも多い。急激な症状の出
現の病理を強い熱として「癉」と表わしたとも考えられる。

4）もちろん、当時、病名が統一されていたという保証はない。むし
ろ病名は医家のそれぞれが自由に使い、ときには自由に創ってい
たとも考えられる。

5）版本によっては「 潀 」・「 潀 」に作る。本書が用いる『史記評林』

は、明・万暦四（1572）年に刊行されて日本に伝来し、以後の和刻本はこの流れを汲む。延宝二（1674）年の版には「溲」と表記されている。江戸時代の研究者・治療家の眼に映った字で読み、思いを共にしたい。

6）行数番号は、小曽戸洋ほか編、『馬王堆出土文献訳注叢書・五十二病方』、東方書店、2007 年 7 月による。

7）同注 6）

8）孫基然・山口大輔・戴昭宇、「任脈に関する一考察」、『全日本鍼灸学会雑誌』、59-5、2009 年 11 月は「任脈」という言葉の発生と「妊娠」との関連から論じ、「胞」の字が「任脈」端末の「子宮」と「膀胱」に等しく関連していたことを指摘している。

9）『史記』扁鵲倉公列伝の全体を見渡せば、扁鵲部分に「脬」はないが「膀胱」がある。虢太子蘇生説話のなかに、扁鵲が太子の病名を「尸蹷」と確言してその機序を説明して「夫れ、陽の陰 中 に入るを以て胃を動し、… 別れて三焦膀 胱 に下る」と言う。『史記』作者の司馬遷にとって扁鵲は紀元前の彼方の説話中の人物であった。しかし、歴史を人間の物語の集積と観た彼は医師として扁鵲の伝記を取り上げたかった。断片的な記録・記憶をつないで扁鵲部分を書いたが、どうしても司馬遷自身の時代の医学のフィルターを通さざるを得なかった。そのように考えれば、「三焦」や「膀胱」といった語を使ったことを説明できなくはない。

10）時代下って北宋年間の『太平聖恵方』（978 ～ 992 年に編纂）には「脬」が多出する。これは漢から宋にかけての方剤を収録したものである。『黄帝内経』を基軸とする黄帝派とは距離を置く集団が殊に薬物主体の治療領域に存在し、好んでこの「脬」の語を使ったのであろうか。

11）そう考えれば、「病は之を流汗出でて瘥するに得たり。瘥とは衣を去りて汗晞くなり」の部分は、流汗の状態のまま腠理の開いたところから風邪が侵入したことで腠理が締まって汗が止まることを、「瘥」の字によって象徴的にまるで衣服を脱いで冷えたことで汗がとまるようだと強調しているとも取れる。暑さによる発汗とは違い、のぼせ症状として精神性発汗などの自律神経的な発汗＝自汗することで、局所が短時間で冷える。これは注3）の素問・脈要精微論第17「風成れば寒熱たり」に通ずる。のぼせ自体が腎虚による症状として代表的である。このことから、斉王太后の年令は不明であるものの、自汗によって風邪の侵入を許しやすいような状況から、子宮の病気、もしくは卵巣の機能低下からくる更年期障害の可能性がある。

第6節　淳于意カルテ【06】

　西欧近代文化は科学（science）を基軸として展開してきた。地球誕生後の悠久の時を経て人類が発生し、それから長い時の流れのなかで知識や技術が生み出され、工夫を重ねて科学が学問として形を整えてきた。科学は「なに（what）」「いつ（when）」「どこ（where）」という疑問詞を投げかけ、知識と技術を追求し、真理を追究する。限りなく変化する現実の本質を捉え、そのしくみを解明することで、望ましいものを増加させ、望ましくないものを減少させることが可能になる。複雑に変容する現実をつかまえたい。現実というものがどのような構造で、どのように変化してゆくのか、そこにどのように働きかければよいのか。「なに（what）」「いつ（when）」「どこ（where）」という疑問詞を投げかけ、究極のところは「どのように（how）」と問いかける。しかし、それは時間と空間が存在する〈界〉ならではの疑念である。それらが存在しない〈界〉が圧倒的ななかにあってきわめて特殊で微小な〈界〉である。我々はこの〈界〉に住んでいる。そしてこの〈界〉には〈病〉が伴う。「なぜ（why）」という疑問詞はこの〈界〉から外に出る鍵である。見えないことは見ることができないのだから見ない。実証性のあることを前提とする。それが科学である。見えないものを見ようとすることは科学ではない。けれども〈病〉という領域は「なぜ（why）」という疑問詞に充ちている。なぜ自分は病まねばならないのか。なぜ自分は他者を癒すのだろうか。

　そこで問う。淳于意が詳しい症例を文帝に語ったのはなぜだろ

うか。文帝が貴重な時間と空間を割いて淳于意の語る〈話〉を傾聴したのはなぜだろうか。そう問うのは我々を包むこの小さな〈界〉から外に出たいからである。〈病〉を外から捉え、真の克服の道を探りたいからである。

【原文】

齊章武里曹山跗病。臣意診其脈曰、肺消癉也。加以寒熱。卽告其人曰、死。不治。適其共養。此不當醫治。法曰、後三日而當狂。妄起行、欲走。後五日死。卽如期死。山跗病得之盛怒而以接内。所以知山跗病者、臣意切其脈、肺氣熱也。脈法曰、不平不鼓、形弊。此五藏高之遠、數以經病也。故切之時、不平而代。不平者、血不居其處。代者、時參撃並至、乍躁乍大也。此兩絡脈絕。故死不治。所以加寒熱者、言其人尸奪。尸奪者形弊。形弊者、不當關灸・鑱石、及飲毒藥也。臣意未往診時、齊太醫先診山跗病、灸其足少陽脈口、而飲之半夏丸。病者卽泄注、腹中虛。又灸其少陰脈。是壞肝剛絕深。如是重損病者氣。以故加寒熱。所以後三日而當狂者、肝一絡連屬、結絕乳下陽明。故絡絕、開陽明脈。陽明脈傷。卽當狂走。後五日死者、肝與心相去五分。故曰五日盡。盡卽死矣。

【書き下し文】

齊の章武里の曹山跗病む。臣意其の脈を診して曰く、肺の消癉なり。加ふるに寒熱を以てすと。卽ち其の人に告げて曰く、死せん。治せず。其の共養に適せよ。此れ當に醫治すべからずと。法に曰く、後三日にして當に狂すべし。

妄りに起行し、走らんと欲す。後五日にして死せんと。卽ち期の如く死す。山跗の病は之を盛怒して以て内に接するに得。山跗の病を知る所以の者は、臣意其の脈を切するに、肺氣の熱するなり。脈法に曰く、平らかならず鼓せざるは、形弊ると。此れ五藏の高きと遠きと、數々以て病を經ればなり。故に之を切する時、平らかならずして代す。平らかならざる者は、血其の處に居らず。代する者は、時に參撃並び至り、乍ち躁に乍ち大なり。此れ兩絡脈絕す。故に死して治せず。寒熱を加ふる所以の者は、其の人尸奪するを言ふ。尸奪する者は形弊る。形弊るる者は、當に灸・鑱石し、及び毒藥を飲ましむるに關すべからず。臣意未だ往きて診せざる時、齊の太醫先に山跗の病を診し、其の足の少陽の脈口に灸して、之に半夏丸を飲ましむ。病者卽ち泄注して、腹中虛す。又其の少陰の脈に灸す。是れ肝剛を壞ること甚だ深し。是くの如く重ねて病者の氣を損す。故を以て寒熱を加ふ。後三日にして當に狂すべき所以の者は、肝の一絡連屬し、絕乳下の陽明に結ぶ。故に絡絕し、陽明の脈を開く。陽明の脈傷る。卽ち當に狂走すべし。後五日にして死する者は、肝は心と相ひ去ること五分。故に五日にして盡くと曰ふ。盡くれば卽ち死す。

「齊の章武里の曹山跗病む」。患者は斉の章武里に住む曹山跗という人でした。「臣意其の脈を診して曰く、肺の消癉なり」。私は脈診をしてから申しました。肺の消癉です。『黄帝内経』には消癉について記した数箇所がある。「虚」・「実」を繞る黄帝と岐

伯の問答を描く素問・通評虚実論篇第28に、

　　○帝曰く、消癉の虚實はいかん。岐伯曰く、脈、實・大なれ
　　ば、病久しきも治すべく、脈、懸・小にして堅なれば、
　　病久しくして治すべからず。

と、脈象の違いを述べ、

　　○凡そ消癉、…肥貴の人なれば則ち高梁の疾なり。

と、美肉・美味な穀物を食する食習慣を病因として挙げている。
消癉は現代の糖尿病に通じ、美食・多食するが体力消衰し体躯単
薄になるものであろうが、淳于意の脈診は肺との関連を重視し、
更に合併症を指摘する。「加ふるに寒熱を以てすと」。ここまでが
患者本人への説明である。そして時を移さず患者の家人に告げ
る。「卽ち其の人に告げて曰く、死せん。治せず。其の共養に
適せよ。此れ當に醫治すべからずと」。「其の人」を曹山跗ではな
く、その家人と解釈することにする。これは死期が近いです。助
かりません。本人の満足がゆくように看病してください。もう治
療ができない段階です、私はそのように申しました。

　「法に曰く、後三日にして當に狂すべし。妄りに起行し、走ら
んと欲す。後五日にして死せんと」。「法」は医学理論一般とも、
特定の医書とも取れるが、いずれにせよ淳于意が依拠とするもの
であろう。その「法」には、三日後には気が狂い、寝ていても理
由もなく起き上がって走り出そうとし、五日後に死ぬとありま
す。「卽ち期の如く死す」。そして予想通り死にました。

　「山跗の病は之を盛怒して以て内に接するに得」。山跗の病気
は甚だしく腹を立てた状態で房事を行なったことによります。
「山跗の病を知る所以の者は、臣意其の脈を切するに、肺氣の

熱するなり」。それがわかりましたのは脈を診たときに、肺気に熱を感じたからです。「脈法に曰く、平らかならず鼓せざるは、形弊ると」。「脈法」は書名であろう。カルテ【01】、【02】、【04】、【05】、【06】、【15】、【24】の合計七箇所にある。脈に関する記述を収集した三世紀の『脈経』に何かしらの関連事項がないものかと探すと「平らかならず」は手掛かりらしきものがないが、「鼓せず」は、巻5・扁鵲診諸反逆死脈要訣第5に、

　　○腎脈小急、肝脈小急、心脈小急、鼓せざるは皆瘕と為
　　　す。

とある。同所には他にも

　　○脾脈外に鼓して沈なるは…。
　　○浮きて肌中に鼓するは…。

など「鼓」を動詞として使っている箇所がいくつもある。[2]

　淳于意は文帝に説明する。『脈法』には「脈が不安定で、鼓動が微弱な場合は身体が疲弊している」とあります。「此五藏高之遠」は諸説あるが、「之」を「与」に通じて「と」とし、「此れ五藏の高きと遠きと、數々以て病を經ればなり」と訓じて、これは高いところにある蔵（の肺）と遠い蔵（の肝）が幾度も病んだためです、という意味に取ることにする。「故に之を切する時、平らかならずして代す」。それで切脈したとき、不安定で不規則な脈だったのです。「平らかならざる者は、血其の處に居らず」。脈が不安定な場合は血気があるべきところにありません。「代する者は、時に参撃並び至り、乍ち躁に乍ち大なり」。ここに「参撃」とあるが、やはり後代の専門家の説が分かれている。[4]脈が不規則な場合はときとして入り乱れ打ち、躁であったかと思うと大になりま

118

す。そう訳しておくことにする。専門家でも意見が錯綜するのであるから、この対話現場での聴き手の文帝にはなおさら難解であったはずである。淳于意は「なぜ」このような専門的な言葉を敢えて使ったのであろうか。難解な言葉がいくつも出現する暗黒の峰を越えたところに存在する明るい豊穣の地に文帝を案内しようとしているのだろうか。

「此れ両絡脈絶す」。これは肺の絡脈と肝の絡脈が断絶しているのです。「故に死して治せず」。そうなると助からないので、治療はできません。「寒熱を加ふる所以の者は、其の人 尸奪するを言ふ」。「尸奪」は現行『黄帝内経』にない。「尸」は「屍」であり、硬直した人体という意味である。「奪」は「脱」に通じ、肉の衰脱するさまを想像させる。病理は肺の消癉に由来する熱による重度の消耗、病症は屍のように横たわる著しい萎縮である[5]。

寒熱を併発した理由は、病人が虚脱して屍体のようになっていたからです。「尸奪する者は 形弊る」。虚脱すれば身体は疲弊します。「形弊るる者は、当に灸・鑱石し、及び毒薬を飲ましむるに関すべからず」。身体が疲弊している場合は、灸や鍼で治療したり、効き目の激しい薬を飲ませてはいけないのです。こうした淳于意の語りに導かれて文帝はある事実を知る。

「臣意 未だ往きて診せざる時、斉の太医 先に山跗の病を診し、…」。私が往診する前、斉国の太医が山跗の診察をしていたのです。太医とは太医令を長とする王室侍医の一員である。この患者はかなり身分の高い人物であったと思われる。その太医の行なった治療を淳于意は患者自身かその家人から聞いたのであろ

う。「其の足の少陽の脈口に灸して、之に半夏丸を飲ましむ」。
「足の少陽の脈口」とあるのみで経穴の名はない。経穴名は『史記』扁鵲倉公列伝の倉公部分のどこにもないのである。その場所を知りたいところであるが、それはさて措き、太医は灸を施し、患者に半夏丸を飲ませた。本文は丸薬であるが、興味深いことに、本来が鍼灸系である現行『黄帝内経』には具体的製法の記載されている湯液が二件のみある[6]。そのうちのひとつが霊枢・邪客篇第71にある半夏湯である。

　　○飲ましむるに半夏湯一剤を以てし、……其の湯方、流水の千里以外なる者八升を以て、之を揚ぐること萬遍、其の清きもの五升を取り、之を炊し、炊くに葦薪を以てし、火に沸かし、秫米一升・治半夏五合を置き、徐ろに炊ぎ、竭くして一升半と爲さしめ、其の滓を去り、汁を飲むこと一小杯、日に三たびし、稍々益し、知るを以て度と爲す。

　邪気の侵入による不眠の治療のくだりである。「治半夏」とは加工した半夏であろうか[7]。「半夏湯」という名称がこの篇の書かれた当時にできていたほど半夏は多用されていたことになる。後代の『金匱要略』には半夏は無数に登場する。半夏使用の歴史解明のみならず、『黄帝内経』の成書年代推定の重要な手掛かりとなるであろう。

　「病者卽ち泄注して、腹中虛す」。太医による治療で、患者はすぐに下痢をし、腹が虚の状態となりました。「又其の少陰の脈に灸す」。そして太医は少陰の脈に灸をしました。「是れ肝剛を壞ること絶だ深し」。ここにある「肝剛」も現行『黄帝内経』にない難解な語であり、後代の医家はまたも頭を抱える[8]。ここは

文帝の耳に響いたままにする。これは肝剛を甚だしく破壊することになります。「是くの如く重ねて病者の氣を損す」。このようにして患者の気をたび重ねて損傷してしまい、「故を以て寒熱を加ふ」。それで寒熱を併発したのです。文帝は一連の難解な言葉に苦渋しながら付いていったであろう。淳于意の語りにそれだけの迫力があったに違いない。太医も患者を救いたい情熱は淳于意に同じであろう。しかし、この場合、症状と治療方法が一対一に対応するものとして捉えられている。太医は病気を治そうとした。これに対して淳于意は病人を治そうとし、診察により経絡のネットワーク全体の〈気〉の流れを把握し、〈病〉のストーリーを読み取ろうとする。黄帝派の「〈天〉の医療」と扁鵲派の「〈全〉の医療」を併せ受け継ぎ、それらを調整して独自の「〈流〉の医療」を創り出そうとしている。これこそ淳于意が文帝の心耳に届けたいことであり、文帝が聴きたいことであった。

　「後三日にして當に狂すべき所以の者は、…」。それから三日して気が狂うと予測した根拠は…。「肝の一絡連屬し、絶乳下の陽明に結ぶ」。肝の絡脈の一本が乳の下の陽明の脈に連結しているからです。「絶」の字は衍字とする。「故に絡絶し、陽明の脈を開く」。そして脈の連結が断絶すると、陽明の脈が開かれます。「陽明の脈傷る」。（そこに邪気が侵入して）陽明の脈が損傷します。「卽ち當に狂走すべし」。そうなるとすぐ気が狂って走り出します。素問・陽明脈解篇第30で、黄帝が足の陽明脈の病気を問うのに対し、岐伯が答える。

　　○四支なる者は諸陽の本なり。陽盛んなれば則ち四支實し、實すれば則ち能く高きに登るなり。… 熱身に盛んなり。

故に衣を棄て走らんと欲するなり。

　この返答の前提として少陽・太陽を含む大きな概念として陽明を位置づける考え方があるようである。その陽明が病むと異常な行動が出る、岐伯はそう言う。陽明脈解篇の成立時期と淳于意の活動時期の前後関係は不明であるが、両者が密接に結び付いていることがわかる。

　淳于意の語りは連鎖する病態の結末まで文帝を導き、その判断根拠を説く。「後五日にして死する者は、…」。五日後に死ぬとの理由は…。「肝は心と相ひ去ること五分。故に五日にして盡くと曰ふ。盡くれば卽ち死す」。肝は心と五分離れています。（肝の損傷が一日に一分ずつ進むと）五日で肝全体に及び、肝の精気が尽きます。精気が尽きれば死にます。

　いよいよと語りは彼独自の診断法「分界法」に辿り着いた。その名称はカルテ【08】で表明されるが、カルテ群の冒頭であるカルテ【01】にその内容が既に出ている。しかし、この診断法の実態については古来、議論がさまざまになされている。そのなかで牧野謙次郎、『史記國字解』の解説がまとまっているので以下に引用する。[9]

　　○手の脈所は、長さ一寸九分と定め、寸關尺の三者を以て上
　　　中下の三部に名づけ、（左手の）上の寸部は心臓、小腸を司
　　　り、中の關部は膽、肝を司り、下の尺部は膀胱、腎を司る、
　　　又其一部を五に分ちて、五分の一を假りに一分と定む、故
　　　に一分を一日の割りに見れば、寸關尺の三部を合せて十五
　　　日となす、左右の手を合せて三十日となす、…（右手の）
　　　寸關尺の所管は左手と異なれども、其他はみな同じ。

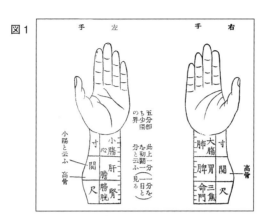

（牧野謙次郎、『史記國字解』第7巻、早稲田大学出版部、1919年11月、31ページ）

　牧野はこれを図にしたものを掲載している（**図1**）。その説明として更にこのように言う。

　　○世に稱する所の分界法の畧圖にして、坊間の史記本傳を解するもの亦多く之を取れり、予の解釋も往々此の説によりて解したれども、丹波元簡（江戸の人）扁鵲倉公傳彙攷（文化年間の著）には之を非として左の如き説を爲せり、曰く内經の中、獨り寸口氣口の名あれども、關尺の別なし、難經に眆めて寸關尺の三部の目あり、而して左右に分配するの説はなし、張仲景は後漢の人なれども、猶その部位配當の論なし、

　結局のところ、「分界法」が「どのように」診察する技法かは不明である。「どのように」と問う科学＝学問の今後に期待したい。本書の目的は「なぜ」淳于意は治療家ではない政治家・文帝に

「分界法」を語ったのか、にある。淳于意は「消癉」「参撃」「尸奪」「肝剛」など、治療家にとっても難解な言葉を次々と繰り出した。暗闇のなかに細々と続く小路の此処彼処にあやしげな灯火を設けたようなものである。文帝はその先の光明を信じて路を進んでくれた。そして辿り着いたのが「分界法」であった。

〈分界〉という言葉に文帝は聞き覚えがあったであろうか。現存の古典中では『荀子』禮論に以下の用例を見つけるのみである。

　　○人 生まれながらにして欲有り。欲して得ざれば、則ち求むること無き能はず。求めて度量・分界無ければ、則ち争はざること能はず。

「限界」というような意味である。では〈界〉はどうであろうか。実は、文帝側近の賈誼がこの言葉を使っている。彼は漢朝の政局を清濁が無分別に混じり合うものとしてこう嘆いた。

　　○沐瀆 界なし。長太息すべき者とは此れなり。(『新書』等齊)

彼はいろいろなことに痛恨を感じ、文帝にたびたび国政を論じた。そのひとつが「分国論」である。『漢書』賈誼傳は彼の論を次のように記録する。

　　○天下の治安を欲せば、衆く諸侯を建て、其の力を少らすに若くは莫し。力少なければ、則ち使ふるに義を以てし易く、國小さければ、則ち邪心亡し。
　　○地を割き、制を定め、齊・趙・楚をして各々若干の國を爲らしめ…、各々祖の分地を受けしめ…

漢朝の統治下にあって封建制を保って半ば自立した諸侯王の国々を小さく分断して、その勢力を削ぐべしと言うのである。彼

は〈病〉に喩えて言う。

　〇天下の勢は方に大瘇を病む。一脛の大なること幾んど要のごとく、一指の大なること幾んど股のごとく、平居屈信すべからず。今を失ひ治せずんば、必ず錮疾と為らん。後、扁鵲有りと雖も、為むる能はざるのみ。

　天下の情勢はまさに足の腫れを病んでいるようなもので、脛一本の太さがまるで腰ほどもあり、指一本の太さがまるで股ほどもあり、日常、屈伸ができません。今、治療しなければ必ず長患いになります。そうなれば後に扁鵲が現われたとしても治せません。

　俊英・賈誼は文帝十二（前168）年に三十三歳の若さでこの世を去った。淳于意の医療裁判は翌年、文帝十三（前167）年に起きた。そして、斉を六分割し、淮南を三分割したのは文帝十六（前164）年である。カルテ【06】の対話の年代がはっきりしないが、当時、文帝は「分国策」を推進しつつあったのではないか。文帝は賈誼の建策を容れて〈界〉を設け、諸侯王の封建制領域を〈分〉に刻んだのである。

　「なぜ」淳于意は治療家ではない政治家・文帝に「分界法」を語ったのか。そこに至るまでの長く険しい難路を経てまでも淳于意は文帝に〈分界〉を語りたかった。〈政治世界〉を構築することに苦慮する文帝に、淳于意はみずからの〈治療世界〉でも同じ解決方法を用いていることを伝えたかった。淳于意は文帝を癒そうとし、文帝もまたそれを求めた。そのようにこのカルテ【06】を読みたいのである。

　我々は我々を包むこの小さな〈界〉から外に出たい。「なぜ」という問いがこの小さな〈界〉から外に出る鍵となると信じたい。

注

1）このうちカルテ【24】には「脈法奇咳言曰」とあって、「『脈法』・『奇咳』の言に曰く」とも、「『脈法奇咳』の言に曰く」とも訓読できる。

2）『脈経』巻5以外は、巻4と巻8で「鼓」が名詞として使われ、巻6と巻7では「脹鼓」となっている。

3）海保漁村は素問・至真要大論篇第74の王冰注「近遠は府藏の位を謂ふなり。心肺は近爲り、腎肝は遠爲り、脾胃は中に居り」に拠り、前後の文脈から「蓋し高とは肺を謂ふなり。遠とは肝を謂ふなり」と推論している。これに従う。滝川亀太郎、『史記會注考證』、8、東方文化学院東京研究所、1933年2月、33ページ。

4）浅井圖南は『扁鵲倉公列傳割解』、1770年で「（寸關尺の）三部指を撃つ」と注し、素問・三部九候論篇第20の「上下左右の脈、相ひ應ずること參り舂くがごとき者は病甚だし」を引いており、牧野謙次郎、『史記國字解』や滝川亀太郎、『史記會注考證』などもこの説を踏襲している。しかしカルテ群には「寸関尺診」を思わせる記述がなく、淳于意が「寸」「関」「尺」の概念を用いていたとは考えにくい。箭内互、『國譯漢文大成』、国民文庫刊行会、1922年8月は「參同駮撃」と簡潔な注を付す。入り乱れ打ち合う、ということであろう。本書はこれを取ることにする。

5）「尸奪」から想起されるのは「脱肉」である。素問・玉機真蔵論第19に、「大骨枯槁し、大肉陥下し、胸中氣滿ち、喘息して便ならず、内痛みて肩・項に引き、身熱し、脱肉・破䐃し、眞藏見はるるは、十月の内に死す」とある。また「大骨枯槁し、大肉陥下し、胸中氣滿ち、腹内痛み、心中便ならず、肩・項・身熱し、破䐃・脱肉し、目匡陥り、眞藏見はれ、目人を見ざ

126

るは、立ちどころに死す」とあり、脱肉の病理に随伴症状を加え、死期を明言している。「脱肉」と並置されている「破䐃」は肘・膝・股関節の筋肉の隆起である「䐃」が破衰してそげ落ちる意味であろう。二語は密接に関連する一対となっている。

6）山田慶児、「湯液の起源」（同、『中国医学の起源』、岩波書店、1999年7月所収）の「5『黄帝内経』の湯液と酒醪」、115 ～ 116 ページ。

7）太素・営衛気行には「治」を「冶」に作る。（『黄帝内経太素：仁和寺本』、東洋医学研究会、1981 年 10 月）。「冶」とすると粉末にする製法を意味することになる。赤堀昭、「冶法をめぐる問題」（山田慶児編、『新発現中国科学史資料の研究：論考篇』、京都大学人文科学研究所、1985 年 12 月所収）は、「冶法」は「椎のような器具を用いてくりかえしたたく」ことであり、漢代には標準的な方法であったが、臼のような器具を用いて搗く「搗法」がこれに代わり、やがてその内容もわからなくなって消失したと説明する。

8）浅井圖南の『扁鵲倉公列傳割解』には「少陰は腎の脈なり。其の湧泉・然谷等に灸する者は虚焔を下げんと欲するなり。蓋し足の少陽は膽、膽は肝の兄爲り。足の少陰は腎、腎は肝の母爲り。膽經 燥を受くれば則ち弟は蔭はず。腎經 燥を受くれば則ち子を育まず。故に肝木益々傷れ、絡脈絶つ。蓋し肝は將軍の官なり。故に肝の剛と曰ふ」と注がある。歴代医家の注で最も長い。尚、肝を将軍に喩えるのは、素問・霊蘭秘典論篇第 8 の「肝なる者は將軍の官、謀慮出づ」を踏まえている。注釈者の咬んで含めるような懇切さが伝わってくる。こうした解説を伴わない淳于意の語りは文帝にとって理解不能に近かったであろう。

9）牧野謙次郎、『史記國字解』、早稲田大学出版部、1919 年 11 月、31 ～ 32 ページ。

第7節 淳于意カルテ【07】

　中国の古い時代に、陰・陽の二項で万物を把握しようとした。そこに大・小の二項を組み込んで、陰のなかに太陰と少陰、陽のなかに太陽と少陽を区別するようになった。しかし、医学の領域では更に陰のなかに厥陰、陽のなかに陽明を加えた。しかも厥陰と陽明とは純粋な対概念ではない。しかもこの「三陰三陽説」は医学領域に特有のものであった。こうしたアンバランスを医学の領域で必要としたのはなぜだろうか。今回も「なぜ」と問う。しかしこれはあまりにも大きな問題である。そこで「三陰」に焦点を絞って考えることにし、そのヒントをカルテ【07】に探す。

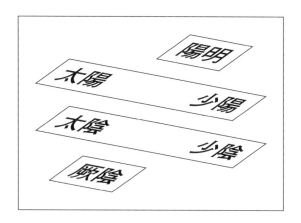

【原文】

　齊中尉・潘滿如病少腹痛。臣意診其脈曰、遺積瘕也。臣意卽謂齊太僕臣饒・內史臣繇曰、中尉不復自止於內、則三十日死。

後二十日餘日、溲血死。病得之酒且内。所以知潘滿如病者、臣意切其脈、深小弱、其卒然合合也。是脾氣也。右脈口氣、至緊小、見瘕氣也。以次相乗。故三十日死。三陰俱搏者、如法。不俱搏者、決在急期。一搏一代者近也。故其三陰搏溲血如前止。

【書き下し文】
　中尉・潘満如　少腹痛を病む。臣意　其の脈を診して曰く、遺積瘕なり。臣意　即ち齊の太僕臣饒・内史臣繇に謂ひて曰く、中尉復た自ら内するを止めずんば、則ち三十日にして死せんと。後　二十餘日、溲血して死す。病は之を酒且つ内するに得。潘満如の病を知る所以の者は、臣意　其の脈を切するに、深くして小弱なるも、其れ卒然として合合なり。是れ脾氣なり。右の脈口の氣、至りて緊小なるは、瘕氣を見すなり。次を以て相ひ乗ず。故に三十日にして死す。三陰倶に搏つ者は、法の如し。倶に搏たざる者は、決すること急期に在り。一搏一代する者は近きなり。故に其の三陰搏ち溲血すること前の如くにして止む。

　「中尉・潘満如　少腹痛を病む」。患者の姓名は潘満如と言う。齊国の中尉である。中尉の任務は「武職を掌る」ことであり、上層部の武官である[1]。この人物が下腹部の痛む病気になりました。「臣意　其の脈を診して曰く、遺積瘕なり」。私は脈診をしてから申しました。遺積瘕です。現行の『黄帝内経』にはその病名はないが、「瘕」は辞書に「不消化・熱などによって出来る腹中の塊

り」とある[2]。西欧近代医学の立場から杉山広重は「腸管の潰瘍性疾患」としている[3]。しかし淳于意は何故にこうも黄帝派の使わない病名を話題に出すのだろうか。数限りなく臨床経験を積んだ淳于意であるからには、ここに語るカルテ群は文帝の興趣に沿う選りすぐりのカルテばかりであったはずである。文帝の注目は淳于意が黄帝派と扁鵲派を併せ受け継いだことにあった。漢朝政治に従来の発想とは異なる新風を吹き込み、呂后専横による混乱を払拭し、高祖から恵帝に至る漢朝創設時期を凌駕する治政を現出させたい。文帝はそのヒントを求めていた。文帝がそのことを淳于意に言葉で説明したかどうかはわからないが、カルテ【07】もそのような文帝の真意を診てのものであったと思いたい。

「臣意 即 ち斉の太僕臣饒・内史臣繇に謂ひて曰く、…」。私は直ちに太僕の饒と内史の繇に申しました。太僕は「乗輿を掌る」、内史は「国の民を治める」のが任務の高官で、いずれも斉王国に人選の権があり、漢朝側の人間ではない。中尉の病気は斉国運営に関わる重大問題であると見て報告と相談に及んだと思われる。「中尉復自ら内するを止めずんば、則ち三十日にして死せんと」。「復」を衍字と見ることにする。中尉が自重して房事をやめない限り、三十つまり一ヶ月で死にます。そのようにこの二人に説明しました。「後 二十餘日、溲血して死す」。その後二十数日で、血尿を出して死亡しました。「病は之を酒み且つ内するに得」。この病気は酒を飲んで房事に及んだことによります。結果的には死に至ったのであるから、飲酒しての房事はおそらく一度や二度のことではなく、頻繁で長期間であったのであろう。

淳于意は診断の根拠を言う。「潘満如の病を知る所以の者は、

130

臣意 其の脈を切するに、…」。それはやはり彼独自の精密な脈診であった。「深くして小弱なるも、其れ卒然として…」。深く沈み、小さく、弱かったのです。しかし急に……。「合合なり」。この語の意味が判然としない。一説には「合々と相重なれり」[4]、また一説には「脈盛んなる貌」[5]、更にまた一説には（深・小・弱の三種の脈象が）「一つになった」[6]、と各家多様である。「是れ脾氣なり」。淳于意が脈診によって捉えたのは脾の〈気〉であった。「右の脈口の氣、至りて緊小なるは、瘕氣を見すなり」。右の脈口の〈気〉がきわめて「緊」で「小」でした。これは「瘕気」を表わしています。「右の脈口」の位置が不明であるが、彼の脈診が左右を区別するものであったことはわかる。そのためこのくだりは「六部定位脈診」の起源を考えるうえで極めて重要である。丸山昌朗は淳于意がその起源であると推測している[7]。いずれにせよ「左右脈診区別」は当時としては最先端の技術であったと思われる。「疒」の内に「上にのっかかる」意の「叚」を添えた「瘕」は腹中にしこりがあることを示す[8]。淳于意の指先はその微妙な〈気〉を察知したのである。「次を以て相ひ乗ず」。「次」は次々と伝播してゆく意、「乗」は機に乗じて便乗する意であろう。脾から順次に五蔵を乗り移り、侵し拡がっていったのです。「故に三十日にして死す」。こうした経緯で三十日すると落命することになります。

　「三陰倶に搏つ者は、法の如し」。三陰が揃って打つ場合は法にある通りとなります。この「法」はカルテ【06】にもあったが、医学理論一般を言うのか、特定の医書を指すのかわからない。『脈法』と表記されるものとは違うものであろうか。不明である。「倶に搏たざる者は、決すること急期に在り」。三陰が揃って打た

ない場合は死期が差し迫っています。「一搏一代する者は近きなり」。三陰が打ったり止まったりする場合は死期が近いのです。「故に其の三陰搏ち溲血すること前の如くにして止む」。そういったことでこの人は三陰が揃って打っていましたので先ほど申し上げた通り血尿を出して亡くなりました。このあたりに類似した記述が素問・陰陽別論篇第7にある。

　　○三陰倶に搏つは、二十日の夜半にして死す。二陰倶に搏つは、十三日の夕時にして死す。一陰倶に搏つは、十日にして死す。三陽倶に搏ち且つ鼓するは、三日にして死す。三陰三陽倶に搏ち、心腹滿ち、發盡し、隱曲することを得ざるは、五日にして死す。二陽倶に搏ち、其の溫を病むは、死して治せず。十日を過ぎずして死す。[9]

　この部分は通常、「一陽」＝少陽、「二陽」＝陽明、「三陽」＝太陽、「一陰」＝厥陰、「二陰」＝少陰、「三陰」＝太陰、「倶に」は手と足の双方と解釈されている。このような場合、「三」は「順序（third）」、「三陰」は「第三番目の陰」である。またそれとは別に、「三」を「数量（three）」として「三陰」を「太陰・少陰・厥陰」の三つの経脈の意味で用いることもある。[10]同一の語に多種の意味を持たせ、文脈に応じてそれらの意味を使い分けるのは記号学的には混乱の原因となり、解釈の共有性・普遍性に反することではあるが、そもそも中国の知識体系は共有性・普遍性を前提としていない。文脈という脈絡を随時「脈診」しながら意味を使いこなしてゆける少数の知識人に限定されたコミュニケーションの体系なのである。

　ともあれ、ひとつ明確なことは「陰」に三つを区別する考え方

が根底に存在するということである。「陽」に三つを区別する考え方と併せた所謂「三陰三陽説」は現在までの考古学的史料上、1973 年に長沙の馬王堆漢墓から出土した医書『足臂十一脈灸経』『陰陽十一脈灸経』が最古とされている。この墓は漢初に長沙国丞相であった利蒼夫妻とその子の墓で、利蒼の妻（一号墓）、利蒼（二号墓）、子（三号墓）の三所があり、帛布に書かれた医書群はそのうちの三号墓から発見された。利蒼（？〜前186）は高祖・呂后期の人物である。医書群は被葬者にとって重要な意味があればこそ副葬品として埋入したのであろうから「三陰三陽説」もその重要性の根拠のひとつであった可能性がある。

　この「三陰三陽説」がなぜ医学の領域に特有のものであったか。それを側面から解くためにこういう疑問を掲げたい。なぜ淳于意が「三陰三陽説」を文帝との対話に登場させたのだろうか。[11]「陽」が太陽なら、「陰」は月である。太陽と月が文帝にどのように関わるのか。文帝は呂后専横による漢朝政治の混乱を収拾すべく帝位に就いた。『史記』孝文本紀や『漢書』文帝紀には文帝の施政が年代順に記録されている。そのなかに、

　　○（二年）十一月晦、日之を食する有り。十二月望、日又食す。上曰く、朕之を聞く。天、蒸民を生じ、之が爲に君を置き、以て之を養ひ治めしむ。人主不徳にして、政を布くこと均しからざれば、則ち天之に示すに菑を以てし、以て不治を誡む、と。乃ち十一月晦に、日之を食する有り。適、天に見はる。菑孰れか焉よりも大ならん。朕、宗廟を保つを獲、微眇の身を以て、兆民君王の上に託す。天下の治亂は朕一人に在り。唯だ二三の執

政は猶ほ吾が股肱のごときなり。朕、下は羣生を理め育ふこと能はず。上は三光の明を累はす。それ不徳大いなり。令至らば、其れ悉く朕の過失及び知見思の及ばざる所を思ひ、白して以て朕に告げよ。及び賢良方正にして能く直言極諫する者を擧げ、以て朕の逮ばざるを匡せ。……（『史記』文帝本紀）

文帝二（前178）年十一月に日蝕、十二月に日蝕（月蝕の誤りか）があった。文帝は自己の施政の過ちに対する天帝の叱責と考え、自分への直言極諫を人々に勧める詔を出した。

　　○三年十月丁酉晦、日之を食する有り。十一月、上曰く、前日、計りて列侯を遣りて國に之かしめしが、辭して未だ之かざるもの有り。丞相は朕の重んずる所なり。其れ朕が爲に列侯を率ゐて國に之け、と。（『史記』文帝本紀）

　諸侯をそれぞれの領国に帰らせ治法統治を精励したものの、遂行されていない現実を鑑み、日蝕を天帝からの誠告と受け止めて、文帝は諸侯就国を再徹底した。

　文帝十七（前163）年には改元がされて改めて元年となった。『史記』孝文本紀は後三・四・五年の記事を欠くので『漢書』文帝紀で補うと、

　　○（後の）四年夏四月丙寅晦、日之を蝕する有り。五月、天下に赦し、官の奴婢を免じて庶人と爲す。（『漢書』文帝紀）

改元後の四（前160）年四月に日蝕があり、翌五月には奴婢の身分束縛を解消した。このように文帝は天が奇兆を示すや、その直

後に治政を修正する。文帝の前の恵帝、文帝の後の景帝や武帝についても『史記』や『漢書』は蝕の記録があるが、治政との直接の関連は書かれていない。文帝にとっては日蝕・月蝕はもちろんのこと、地震、干魃、蝗害などの自然災害、或いは匈奴襲来や南越離反などの人為被害もみずからの失政の指標であり、その都度、天地人に陳謝し、みずからの執政を修正した。つまり、文帝は〈災異〉を真摯に悩める帝であったのである。

こうした文帝がわざわざ遠国の斉から医師・淳于意を長安に呼び寄せ、政務繁忙の合間を割いてさまざまに下問したのである。その文帝の悩みを診て真意を察した淳于意であるならば、いちいちの下問に対する彼の奏上は当然、悩める文帝を癒そうとするものであったと考えられる。そこで臆面もなく荒唐無稽な推論をする。

淳于意は文帝に伝えたかった。太陽と月を明暗、光闇の陰陽二項対立で捉え、天帝神意が白黒、肯否いずれかで示されるのではありません。太陽にも月にも徐々に満ち、刻々に欠ける盈虚があるごとく、万象に段階的変化があって当然であり、〈災異〉直ちに天帝の怒りと思わなくてよろしいのです。文帝が殊更に自身を責める必要はありません。〈病〉は健常か異状かのいずれかではなくその間に漸次の遷移があるものです。医学は政治を具体的に思考するうえでそうした見識を提供できます。極言すれば、医学は政治をも治癒できるのです。そうしたことを文帝に伝えるための概念装置として、太陽と少陽に陽明を加え、太陰と少陰に厥陰を加えた「三陰三陽説」が有効であると淳于意は判断し、その例としてカルテ【07】を語った。

淳于意は当時最先端の技術「左右脈診区別」と思想「三陰三陽説」を用いながら悩める帝・文帝に語りかけ、文帝はその語りをみずからへの〈癒〉として傾聴していたのである。確かに破天荒な推論であるが、ひとつの文学的解釈ではあるだろう。

注

1）『漢書』百官公卿表による。後出の「太僕」「内史」も同様。

2）諸橋轍次、『大漢和辞典』、大修館書店。

3）杉山広重、「《幻注》（『北里研本』）に基づく『史記』倉公列伝の症例研究（三）C・D」、『漢方の臨床』、44-5、1997 年 5 月。杉山は医師としてカルテ群を詳細に分析している。

4）牧野謙次郎、『史記國字解』、早稲田大学出版部、1919 年 11 月、42ページ。字解して「合々は沓々と通ず　沓は重なり、カサナルこと」とある。

5）箭内亙、『國譯漢文大成　史記列傳』、下、国民文庫刊行会、1922年 8 月、54 ページ。

6）青木五郎、『史記（列伝四）』、新釈漢文大系 91、明治書院、2004年 6 月、192 ページ。

7）丸山は言う。「太素（原素問）の診法も、難経でも、共に左右の部位の分別がなされていない。これに反して倉公の診法では、左右の分別が明記されている。かかる故に私は、六部定位脈診法の直接の源を、倉公に求めている。……（中略）……　ここで推測され得ることは、倉公の診脈法は、実際に口伝としてか、または書としてかなり後代にまで伝え得られ、これに原素問の文と、難経の文が融合、これに基づいて、張仲景脈診法（脈経巻の五）から、王叔和の脈経における左右の寸関尺の蔵府への配当が決定され得る

に至ったのであろう」。丸山昌朗、「六部定位診脈の意義」（同、『鍼灸医学と古典の研究』、創元社、1988年2月所収、220ページ）。脈状によって〈病〉の動態を把握する脈診の系譜が徐々に整備され精緻化してゆく巨大な潮流考えるうえで、淳于意は無視できない人物であることは明白である。

8）藤堂明保編、『漢和大辞典』、学習研究社。さまざまな辞書を通じて、先賢の知恵を借りることができ、そして初めて難解きわまる古典を読み解くことができる。

9）「搏」とあるのは「搨」に通じ、どちらも「打つ」の意を持つ。

10）他には、このカルテ【07】において「三陰」は先述の「深・小・弱」の三種の脈象を表わすとする説もある。王利器主編、《史記注译》、四、列传（二）、三秦出版社、1988年11月、頁2226。

11）カルテ群が実際の文帝の下問に対する淳于意の奏上であるとは限らない可能性が多くの研究者から指摘されているが、「なぜ」こうした記述が『史記』に書かれているのかを問いたいのである。「史実としての下問」ではなく、「説話としての下問」として、「なぜ」と問い掛けることで扉が開き、その向こうに大切なものを見つけることができるのではないかと考えたいのである。

第8節　淳于意カルテ【08】

　たっぷりと墨汁を含んだ筆から一滴を布や紙に垂らせば墨紋は拡がってゆく。やがて拡がりは止まる。乾かして遠目に見れば、その拡がりにはっきりとした境目がない（図1）。竹や木はにじまないが、昔から、墨や筆や布や紙を使って境目のない文字や文様を書いてきた漢民族は、ものの存在をそのような水墨画のように捉える。ものは連続性をもって接触している。「連接」という言葉で表わすことができようか。眼には見えないつながりを〈気〉と言ってもよい。

　存在の根本は「連接」ではあるが、ものごとには明瞭な区分・境界を設定することで解決できることもある。「分接」という言葉が適当であろうか。存在物に発生した問題、つまり〈病〉への対処として「連接」と「分接」の使い分けが考慮されなければならないであろう。「悪しき接触」から「良き接触」へと存在形態を組み替えるのである。明確な境目つまり〈界〉、この語に注目しつつカルテ【08】を読む。

図1

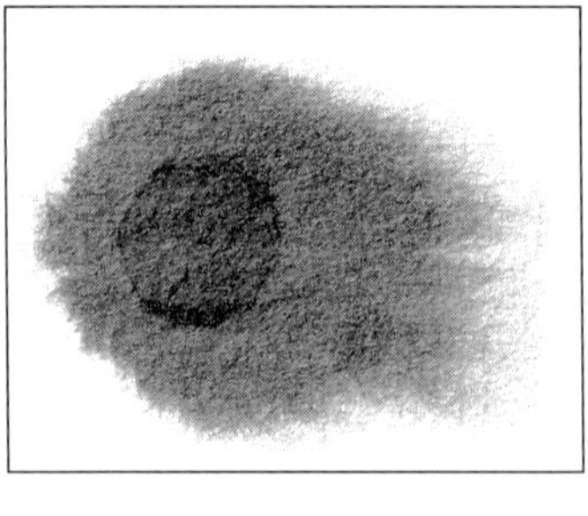

【原文】

陽虚侯相趙章病。召臣意。衆醫皆以爲寒中。臣意診其脈曰、迥風。迥風者、飲食下嗌、而輒出不畱。法曰、五日死。而後十日乃死。病得之酒。所以知趙章之病者、臣意切其脈、脈來滑。是内風氣也。飲食下嗌、而輒出不畱者、法五日死、皆爲前分界法。後十日乃死、所以過期者、其人嗜粥。故中藏實。中藏實故過期。師言曰、安穀者過期。不安穀者不及期。

【書き下し文】

陽虚侯（やうきょこう）の相（しやう）・趙章（てうしやうや）病（や）む。臣意（しんいめ）を召（め）す。衆醫（しゅういみなもつ）皆以（みなもつ）て寒中（かんちゆう）と爲（な）す。臣意（しんいそ）其の脈（みやく）を診（しん）して曰（いは）く、迥風（とうふう）なりと。迥風（とうふう）とは、飲食（しよくのど）嗌（くだ）より下（と）りて、輒（すなは）ち出（い）でて畱（とど）まらず。法（はふ）に曰（いは）く、五日（いつか）にして死（し）すと。而（しか）るに後（のち）十日（とをか）にして乃（すなは）ち死（し）す。病（やまひ）は之（これ）を酒（さけ）に得（え）たり。趙章（てうしやう）の病（やまひ）を知（し）る所以（ゆゑん）の者（もの）は、臣意（しんいそ）其の脈（みやく）を切（せつ）するに、脈（みやく）來（きた）ること滑（なめ）らかなり。是（こ）れ内風（ないふう）の氣（き）なり。飲食（しよくのど）嗌（くだ）より下（と）りて、輒（すなは）ち出（い）でて畱（とど）まらざる者（もの）は、法（はふ）に五日（いつか）にして死（し）すとは、皆（みな）前（さき）の分界法（ぶんかいはふ）爲（ため）り。後（のち）十日（とをか）にして乃（すなは）ち死（し）し、期（ご）を過（す）ぐる所以（ゆゑん）の者（もの）は、其（そ）の人（ひと）粥（かゆ）を嗜（たしな）めばなり。故（ゆゑ）に中藏（ちゆうざう）實（じつ）す。中藏（ちゆうざう）實（じつ）するが故（ゆゑ）に期（ご）を過（す）ぐ。師（し）の言（げん）に曰（いは）く、穀（こく）を安（たの）しむ者（もの）は期（ご）を過（す）ぐ。穀（こく）を安（たの）しまざる者（もの）は期（ご）に及（およ）ばずと。

　陽（よう）（または楊）虚侯（きょこう）とは初代斉王・劉肥（りゆうひ）の子・劉将閭（りゆうしようりよ）を言う。文帝四（前176）年に斉国の分藩たる侯国の王として封ぜられ、文帝十六（前164）年に第四代斉王に就き、文帝の子の景帝三（前154）年に呉楚七国の乱が起きるとそれに連坐して自害す

ることになる。このカルテは文帝四年から十六年の間のどこかでの施療記録である。「陽虚侯の相・趙章病む」。患者はその陽虚侯に仕える相で姓は趙、名が章という人物である。相とは宰相、これは長安朝廷が人選して派遣する要職で、侯国政治を監査する重責をになう。

「臣意を召す」。私は治療の依頼を受けました。けれども「衆醫皆以て寒中と爲す」と後続するので、まず先に淳于意以外の複数の医師が呼ばれ、診察の結果、「寒中」と診た。当然ながら治療もしたであろうが、回癒の兆しがなかったためか、淳于意の出番となったのである。「寒中」は現行の『黄帝内経』に十数箇所ある。例えば素問・風論篇第42に、

○風氣　陽明と與に胃に入り、脈に循ひて上りて目の内眥に至る。其の人　肥なれば則ち風氣　外泄することを得ず。則ち熱中と爲りて目黄ばむ。人　痩なれば則ち外泄して寒ゆ。則ち寒中と爲りて泣出づ。

とあり、「熱中」と対になっている。

「臣意其の脈を診して曰く、迴風なりと」。私は患者を脈診して、これは「迴風」ですと申しました。「迴風」そのものは現行の『黄帝内経』にない。但し、「迴」は「洞」に通じて、これは『黄帝内経』にある。例えば霊枢・邪気蔵府病形篇第4に

○洞は食　化せず、嗌より下るも還た出づ。

とある。敢えて細かく言えば、「迴」は「辶」が「ゆく、すすむ、うごく」意であるから、胃腸を通路として見ており、「洞」は「氵」が「流れに沿って下る水滴」の意であるから、泄瀉する便の性状[1)]をあらわしているとも取れる。

衆醫は体内に「寒」があるとして病理を静的に捉えたのに対し、淳于意は病理を動的な「風」として「迵風」と捉え、食してすぐ下る下痢に注目したという違いがあると言える。しかし、どうやら「迵風」は文帝にとっては聞き慣れない病名であったようである。そこで淳于意は簡潔に説明を加えている。「迵風とは、飲食噫より下りて、輒ち出でて畱まらず」。迵風とは飲食物がのどを通ると、そのたびに排泄してしまい、体内に留まらないのです。「輒ち」は「そのたびに」である。「迵」には『史記索隠』が「風疾五藏を洞徹す」の割注を付している。つまり「つつくだし」である。

「法に曰く、…」。根拠として「法」を引き合いに出す例はカルテ【06】にも【07】にもあったが、その実体は不明である。「法に曰く、五日にして死すと」。「法」には五日で死ぬ、とありますが、「而るに後十日にして乃ち死す」。驚いたことに趙章は十日で死にました。この「乃ち」は「意外」を表わす。予想と違って五日も長く生き延びました。

淳于意は病因を文帝に説明する。「病は之を酒むに得たり」。これは飲酒によって起きたものです。死に至るのであるからには飲酒過多がよほど頻繁であったのであろう。「趙章の病を知る所以の者は、臣意 其の脈を切するに、…」。それがわかった理由は、脈診をした際に、…。「脈來ること滑らかなり」。脈が滑らかに流れるのが感じ取れました。「滑」は素問・平人気象論篇第18に、

　　　○脈 滑なるを病風と曰ふ。

とあり、脈象が「滑」であれば風病であると説く。三世紀の『脈

経』はその冒頭で二十四種の脈を区別するなかに、

　　○滑の脈は往來前み却きて流利、展轉替替然として數と
　　　相ひ似る。(卷1・脈形状指下秘決第1)

とあり、拍動が進退よどみなく、ころころ転がる玉のようで、数[2]
脈に似ている、として「滑脈」の項を立てている。

　「是れ内風の氣なり」[3]。或いは「是れ内の風氣なり」[4]。或いは「是
れ内風氣なり」[5]。訓読に三様ある。「内風」は唯一、素問・風論篇
第42に、

　　○飲酒して風に中れば、則ち漏風と爲る。房に入りて汗出
　　　でて風に中たれば、則ち内風と爲る。

とあるが、いずれにせよ淳于意は患者の病気が「内」「風」「気」
の三要素から成り立っていると診たわけである。他の医師たちに
比べて彼がより流動状態に注目していたと言えるのではなかろう
か。

　「飲食嗌より下りて、輒ち出でて畱まらざる者は、法に五日
にして死すとは、皆前の分界法爲り」。飲食物がのどを通って
も、そのつど排泄して体内に留まらない場合は五日で死ぬと「法」
にあるの「法」とは、これまでに申し上げた「分界法」のことで
す。とりあえずそう訳すことにする。「分界法」とおぼしきもの
はカルテ群のうち冒頭のカルテ【01】に既に登場している。

　　○後五日にして癰腫し、八日にして膿を嘔きて死するを知
　　　る所以の者は、其の脈を切する時、少陽初めて代す。……
　　　(中略)……其の時に當たり、少陽初關の一分なり。故に
　　　中熱して膿は未だ發せざるなり。五分に及べば、則ち
　　　少陽の界に至り、八日に及べば、則ち膿を嘔きて死す。

故に二分に上れば膿発し、界に至りて臍腫し、盡く泄して死す。

　このカルテ群の配列が実際に淳于意の語ったままであるならば、彼自身が「分界法」を文帝に伝えようとする気持ちが強かったのであろう。配列が『史記』の作者・司馬遷の並べ替えたものであるならば、淳于意が「分界法」を文帝に伝えようとしたことを司馬遷が重要視したと考えられる。

　カルテ【06】には以下のようにある。
　　〇肝は心と相ひ去ること五分。故に五日にして盡くと曰ふ。盡くれば即ち死す。

「分界法」が「どのように」診察する技法であるのかは議論紛々であり、諸説に揉まれながらその究明を続けてゆくことは有意義なことである。しかし、「分界法」がそうして議論する人々それぞれの〈治療世界〉に受け継がれ、活かされ、多くの人々に〈癒〉を与えていればそれはそれでよい。どれが正解ということではない。多様な別解があってよい。極端に言えば、目的に応じて「界」が違ってよいのである。

　ここでの関心は「なぜ」淳于意が治療家ではない政治家・文帝に「分界法」を語ったのか、にある。文帝は半独立国のように振る舞う諸侯王の扱いに手を焼いていた。それらは周代封建制下の国々であるかのごとく漢朝による一元的統治を阻む存在であった。博士として朝政にある若き儒者・賈誼は諸侯王の国々を小さく分割して、その権力を削るべしとの「分国策」を建議した。賈誼が早世したのは文帝十二（前168）年で、淳于意の医療裁判が起きたのは次の年、文帝十三（前167）年である。斉を六分割し、

淮南を三分割したのは文帝十六（前164）年である。文帝は賈誼の建策を容れて〈界〉を設け、諸侯王の封建制領域を〈分〉に刻みつつあったのである。区分・境界の曖昧な「悪しき連接」をやめて、明確な区分・境界を設け、秩序ある「良き分接」にしようとしていたと言い換えることができる[6]。だからこそ、淳于意は文帝に〈分界〉を語りたかった。〈政治世界〉を構築することに悩める帝・文帝に、淳于意はみずからの〈治療世界〉でも同じ解決方法を用いていることを伝えたかった。悩める帝・黄帝にさまざまな具体例を語った医師・岐伯のように語りたかった。そう思いたい。

　さて、淳于意の語りはまだ続く。「後十日にして乃ち死し、期を過ぐる所以の者は、其の人 粥を嗜めばなり」。意外にも患者がそれから十日してから死んだ理由は、普段から粥を好んで食していたからでした。「故に中藏實す」。そのため内臓が充実していました。「中藏實するが故に期を過ぐ」。内臓が充実していたので死期が延びたのです。「師の言に曰く、…」。私の師が申しましたが、…。師とは公乗陽慶を指すと思われる。「師の言に曰く、穀を安しむ者は期を過ぐ。穀を安しまざる者は期に及ばずと」。穀物を好んで食べると死期が延びる。穀物を食べるのが嫌いであれば死期が縮む、と私の師が申しました。「粥」は現行の『黄帝内経』に一箇所のみある。玉機真蔵論篇第19で岐伯は、

　　○五藏なる者は皆 氣を胃に稟く。胃なる者は五藏の本なり。
蔵の〈気〉は胃の〈気〉に伴われて経絡に流れます。例えば肺の〈気〉は、

　　○自ら手の太陰に致すこと能はず。必ず胃の氣に因りて、

乃ち手の太陰に至るなり。

と胃の〈気〉の大切さを黄帝に説く。胃の〈気〉がなくなり蔵の〈気〉のみの真蔵脈が現われると患者は死にます。

　　○故に真蔵の氣　獨り見はる。獨り見はる者は、病　藏に勝つなり。故に死と曰ふ。

　続いて話題は治療の可能・不可能の区別となり、そのなかで、
　　○漿　粥　胃に入りて、泄注止めば、則ち虚する者は活く。

　「おもゆ」が食べられれば胃の〈気〉が戻り、これで下痢が止まれば虚の病状から回復します。公乗陽慶及び淳于意の認識と『黄帝内経』の記述内容とが一致している。

　ところで「粥」は病者には消化のよい食べ物であるが、健常者には簡素な食べ物である。『荘子』・雑篇・譲王に、孔子が顔回の貧窮を心配して仕官を勧めるのに対して顔回がこう答える。

　　○仕ふるを願はず。回に郭外の田五十畝有り。以て飦粥を給するに足る。郭内の田十畝、以て絲麻を爲むるに足る。琴を鼓して以て自ら娯しむに足る。夫子に学ぶ所の道は、以て自ら楽しむに足ることなり。回は仕ふるを願はず。

　「飦」も「粥」も同義である。顔回にこの言葉を聞いた孔子は居住まいをただして言う。

　　○善きかな、回の意。丘之を聞く。足るを知る者は利を以て自らを累しめざるなり。自得を審らかにする者は之を失ひて懼れず。行なひ内に脩まる者は位無くして作ぢずと。丘之を誦すること久しきかな。今、回に於いて而る後に之を見る。

孔子は言った。ずっとこれまで私が言っていた理想の人の実物を見たよ。君だよ、顔回。好んで粥を食していた宰相・趙章は文帝が人選して陽虚侯のもとに監査役として遣わした人物であった。文帝の期待を背負い、長安朝廷と陽虚侯国との狭間にあってその重圧に耐えながら公務に励んでいたことであろう。そして圧力にひしがれる心身を深酒に慰める日々が続いていたに違いない。文帝は趙章落命の報告を受けはしたものの、詳しい事情がわからなかった。その心を受け止め、淳于意がこの話を語った。それがカルテ【08】である。そう解釈したい。

注

1）小川環樹ほか編、『角川新字源』、角川書店。
2）「替替然」の意味が不明であるが、明の李時珍『瀕湖脈学』に滑脈を「往來前み 卻きて、流利展轉す。替替然として珠の如く指に應ず」とあるのを併せ考えると、玉の転がる形容とするのが適当と思われる。
3）青木五郎、『史記（列伝四）』、新釈漢文大系91、明治書院、2004年6月、193ページ。
4）箭内互、『國譯漢文大成　史記列傳』、下、国民文庫刊行会、1922年8月、55ページ。
5）牧野謙次郎、『史記國字解』、早稲田大学出版部、1919年11月、43ページ。
6）本書第4章第4節、「淳于意カルテ【04】」。

146

第9節　淳于意カルテ【09】

　高后八（前180）年七月に高后、つまり高祖・劉邦の正室である呂后が崩御した。九月、高祖の遺臣たちと劉氏一族は力を合わせて呂氏を殲滅し、「呂氏専横」は終わった。同月、高祖の庶子で代国の王であった劉恒が帝位を継いだ。これが文帝である。新進気鋭の文帝は高祖の遺臣である陳平・周勃・灌嬰らを朝政の中枢に据えて即位当初の不安定期を乗り超えようとした。しかし王族内には文帝の即位に不満を抱く勢力が燻り続けていた。一方、匈奴が南下する動きを見せた。文帝三（前177）年五月、北地・河南に入寇すると、六月、文帝はその駆逐のため灌嬰に大軍を与えて派遣した。帝自身も長安から甘泉、更に太原まで出御して前線の漢軍将兵を視察・激励した。しかし文帝の甥の劉興居がこの機に乗じて済北の地で謀反を企てた。文帝の対応は迅速であった。七月、長安に還御。八月には反乱を平定し、首謀者・劉興居は自殺した。そして寛大にも降服者を赦免とした。即位当初の文帝は既に内憂外患の渦中にあったのである。

【原文】

済北王病、召臣意。診其脈曰、風蹶胷満。卽爲藥酒、盡三石。病已。得之汗出伏地。所以知済北王病者、臣意切其脈時、風氣也、心脈濁。病法、過入其陽、陽氣盡而陰氣入。陰氣入張、則寒氣上而熱氣下。故胷満。汗出伏地者、切其脈、氣陰。氣陰者、病必入中、出及瀺水也。

【書き下し文】

済北王 病み、臣意を召す。其の脈を診して曰く、風蹶にして胃満すと。即ち薬酒を為り、三石を盡す。病已ゆ。之を汗出でて地に伏すに得たり。済北王の病を知る所以の者は、臣意 其の脈を切する時、風氣にして、心脈濁ればなり。病法に、過ち其の陽に入れば、陽氣盡きて陰氣入る。陰氣入りて張れば、則ち寒氣上りて熱氣下る。故に胃満す。汗出でて地に伏する者は、其の脈を切するに、氣 陰なり。氣 陰なる者は、病 必ず中に入り、出でて瀺水に及ぶなり。

「済北王 病み、…」。済北王とは誰であろうか。初代済北王であれば初代斉王・劉肥の子・劉興居であるが、先述のように劉興居は文帝三（前177）年に前述の謀反を起こして誅滅されている。淳于意は高后八（前180）年に師・公乗陽慶の弟子となったのであるから、その僅か数年のちにこの済北王からのお召しを受けたとは考えにくい。劉興居の誅殺以後、済北王は空席になっていたが、文帝十六（前164）年に斉国は六つに〈分界〉され、その一つが済北国で、博陽（山東省泰安市の東南）を都とし、二代済北王に就いたのが劉興居の弟の劉志であった。劉志は景帝三（前154）年に菑川王に改封されるまで済北王であった。カルテ【09】の患者はこの劉志であろう。「臣意を召す」。王が病気になり、私をお召しになりました。「其の脈を診して曰く、風蹶にして胃満すと」。脈を拝見して私は申しました。これは風蹶と言いまして、風気が体内に入って逆上し、それで胸が膨らんでお苦しいの

です。「風蹶」の語は現行『黄帝内経』に数箇所ある。素問・陰陽別論篇第7に、

　　○二陽一陰の病を發するや、主として驚駭し背痛み、善く噫し善く欠す。名づけて風厥と曰ふ。

とあって、陽明と厥陰が病むときが風厥であると岐伯が黄帝に説明している。霊枢・五変篇第46では、

　　○黄帝曰く、人の善く風厥を病み、汗を漉らす者は、何を以て之を候はんと。

と、黄帝が少兪に診断法を問うている。そして、素問・評熱病論篇第33には、

　　○岐伯曰く、汗出でて身熱する者は風なり。汗出でて煩滿し解せざる者は厥なり。病名づけて風厥と曰ふと。

ここでは「風」と「厥」に分けて説明している。黄帝がその詳細の解説を求めるのを受けて、

　　○岐伯曰く、巨陽氣を主る。故に先づ邪を受く。少陰其れと表裏を爲す。熱を得れば則ち上りて之に從ひ、之に從へば則ち厥するなりと。

更に黄帝がその治療法を問うと、

　　○岐伯曰く、表裏之を刺し、之に服湯を飲ましむと。

とある。カルテ【09】にある淳于意の治療法はこの記述に似ている。「即ち薬酒を爲り、…」。素問にあるような鍼治療は書かれていないが、薬物を用いるところは同じである。けれども「服湯」が「薬酒」になっている。これについて宮下三郎は「倉公伝には済北王の病を治すのに「即爲藥酒、盡三石。病已。」とあり、はじめて薬酒の文字が見られる。…（中略）…濁酒や甘酒に薬物を投

入したものと思われ、薬物を酒に浸して用いる調剤学上の酒剤の一種とみなすことができる」としている。しかし「薬物」が何であるかは不明である。続きを読もう。「即ち」は「直ちに」「即刻」。脈診をしてすぐに、迷わずの意を添える。淳于意はこの患者には「薬酒」が最も効果があると即断したのである。しかし「薬」ではあっても「酒」である。しかも「三石を盡す」となっている。「石」を容量単位とすれば「一石」は約19.8ℓであるから「三石」はほぼ60ℓ、一升瓶で33本ほどになる。換算率にも諸説あるが「薬酒」としては過剰な容量である。また「石」を重量単位として「一石」が約26.7kg、「三石」ほぼ80kg、と考える説もある。含有物にもよるのでその容積を算出するのは困難であるが、やはり相当な量の「薬酒」になるであろう。『史記集解』は「石」を「日」に作る。「三日にして病已む」と読むことになる。これならば理解できる。しかし「服湯」が「薬酒」になっていることに注目したい。「なぜ」であろうか。なぜ「酒」でなければならなかったのであろうか。「酒」と書いてあるのだから学問的には疑いようがない。けれども学問の枠外に出てこの箇所を見直してみたい。なぜ「酒」である必要があったのであろうか。思うに、このときの済北王・劉志は「酒」だけが口に入るものであったのであろう。「治す」のが目的であれば鍼や灸やその他の方法がある。淳于意は「癒す」ことを主眼に置いた。患者が外界に開く心の〈窓〉を察知し、そこから救いの手を差し伸べるのが「癒す」である。〈窓〉の位置を問わずに、場合によっては〈戸〉をこじあけてでも救いに入るのが「治す」である。どちらが正しいということは一概には言えない。時と場合による。カルテ【09】から読

み取れるのは淳于意が患者を「癒す」働きかけを試みたということである。済北の地には謀反を起こして誅殺された兄・劉興居の遺恨が残存していたであろう。同じ血の流れる弟・劉志はこの国の王位を継いだとともに兄の遺恨も受け継いだであろう。複雑な事情が陰に陽にその心に翳りを与えていたことは充分考えられる。酒に浸る日々であったかも知れない。抜け出せない状況に連日の鯨飲はその先の自死のためのものであったろう。この患者を救うには「酒」が唯一であった。小さな記録の背景には大きな物語があるものである。

「病已ゆ」。済北王は淳于意の処方する「薬酒」を「薬」としてよりも「酒」として飲んだ。だから浴びるほど飲んだ。その結果、助かったのである。淳于意のねらいがそこにあった。

文帝は謀反の果てに自滅した甥・劉興居のことも、その支配した済北国のことも、そして済北国の王となった劉志、つまり患者のこともっと知りたい。すべてを支配する皇帝として知っておきたい。漢朝の〈病〉の実態をもっと詳しく知っておきたい。その気持ちを癒すためにこの対話がある。淳于意は語る。「之を汗出でて地に伏すに得たり」。これは汗をかいたまま地面に寝たことが原因です。王たる人のすることとして常識では考えられない。それだけ心が荒んでいた。心が病んでゆかざるを得ない状況であった、と読み取れる。「済北王の病を知る所以の者は、臣意其の脈を切する時、風氣にして、心脈濁ればなり」。済北王の病気を知った根拠は、脈診をしたときに、風気を感じ、心脈が濁っていたからです。淳于意は医療の域外に出る僭越を避けて語る。

「病法に、…」。「病法」が一般的な病気の原理ということか、

特定の医書の名であるのかは判然としない。「病法に、過ち其の陽に入れば、陽氣盡きて陰氣入る」。病邪が陽に侵入すると陽の気が尽き、そこへ陰の気が入り込む、とあります。「陰氣入りて張れば、則ち寒氣上りて熱氣下る」。陰の気が入り込んで膨脹すれば、寒気が逆上し、熱気が降下します。「故に胃滿す」。それで胸が膨らんで苦しくなるのです。この機序説明は素問・評熱病論篇第33の、

　　　○岐伯曰く、巨陽　氣を　主る。故に先づ邪を受く。少陰其れと表裏を爲す。熱を得れば則ち上りて之に從ひ、之に從へば則ち厥するなりと。

の部分に通ずる。「汗出でて地に伏する者は、其の脈を切るに、氣　陰なり」。汗をかいたまま地面に寝たことがわかりましたのは、脈を診たときに陰の気が感じられたからです。淳于意はあくまでも医師としての立場から説明をし、政治に関わる発言をしない。治療を語ればそれで政治を語ったことになるからそれで充分である。「氣　陰なる者は、病　必ず中に入り、出でて溞水に及ぶなり」。脈に陰の気が感じ取れる場合は、病邪は体内深くに入り込んでいるものです。その病邪が体外に出て汗となります。「溞」は「手足の液」の意であるから手や足にかく汗と取れる。

　カルテ【09】はここで終わっている。宮川浩也は「狭心症」、杉山広重は「感冒および心臓病変」の可能性を考える。いずれの推測も妥当であろう。しかし、またここでも「なぜ」と問いたい。「溞水」という聞き慣れない言葉をなぜ使ったのだろうか。「溞」の字が登場する史料は現存するもののなかではこの『史記』扁鵲倉公列伝が最古である。『黄帝内経』にも見当たらない。「溞」の

152

右側の「毚」について藤堂明保は解字の項で「大きなウサギ（㲋）の下にもぐりこんだ小ウサギ（兎）を示す」とし、意味として「すきまに割り込むウサギ。ずるいウサギ」と説明している[9]。素問・解精微論篇第81に、雷公が自身の抱える疑問を愚問と卑下しつつ黄帝に質問するくだりがある。そこに「毚」が使われている。

○請ひ問ふ。毚愚朴漏の問ひの經に在らざる者有り。

経典に書かれていないような愚かでつまらない質問があります、との前置きに続いて、

○哭泣して涙出でざる者、若しくは出でて涕少なき、其の故は何ぞや。

これに対して黄帝は丁寧に答える。確かに些末な疑問かも知れないが、疑念を抱く雷公の心に黄帝が真摯に向き合っている様子が刻銘に伝わってくる[10]。

「毚」はいろいろな漢字を作って広がっている。「鑱」もその一つである。霊枢・九鍼十二原篇第1に、

○鑱鍼なる者は、頭は大にして末は鋭く陽氣を去瀉す。

とある。所謂「九鍼」のひとつで、皮膚のすきまを切り開いて瀉血するためのものである。そして「巉」「纔」…と辿ってゆくと「讒」に行き当たる。「すきまに割り込んで人の悪口を言う」意味である。文帝と淳于意は文字を使わず、音声だけで対話している。前漢期の「讒」と「瀺」がまったく同一の音でなくとも、近似する音であったはずである。淳于意に秘めた意図があれば文帝の耳に「瀺」と言って「讒」と響かせることも可能である。ここに想起するのはあの劉興居の謀反のことである。『史記』孝文本紀にはその顛末が詳細に記されている。

○済北王・興居 帝の代に之き胡を撃たんと欲すと聞き、乃ち反し、兵を発し、滎陽を襲はんと欲す。是に於て詔して丞相の兵を罷め、棘蒲侯・陳武を遣して大将軍と為し、十萬を将ゐて往きて之を撃たしめ、祁侯賀を将軍と為し、滎陽に軍どらしむ。七月辛亥、帝太原より長安に至り、迺ち有司に詔して曰く、済北王徳に背き上に反す。吏民を詿誤し、大逆を為す。済北の吏民、兵未だ至らざるに、自ら定し、及び軍・地邑を以て降らん者は、皆之を赦し、官爵を復せん。王・興居に與すれども去りて來らん者は、亦た之を赦さん、と。八月、済北の軍を破り、其の王を虜にす。済北の諸々の吏民の王の反に與かりし者を赦す。

これに比べて『史記』斉悼恵王世家はいかにも簡潔である。
　　○済北王 反す。漢之を誅殺し、地漢に入る。

淳于意が「濿」に「讒」を重ねて口にしたのであれば…。もしそうであれば、劉興居謀反事件は誰かの讒言を発端とし、本人の察知しないところで事態が進行し、既に制御できないうちに悲劇的な結果に終わった可能性があり、そのことを淳于意はこのカルテ【09】に込めて語ったことになる。淳于意は政治上の発言をしない。それは越権行為であり、政務に疲れた文帝を更に苦しめることになる。あくまでも医療の域内で語る。しかし、含意の構造性があったほうが対話が立体的になり、味わいも出る。「濿水」。この汗は讒言によって滅んでしまった初代済北王・劉興居の遺恨を受け継ぐ二代済北王・劉志の痛恨の汗であったのだろうか。淳于意の語りはこの語の余韻を残して終わっている。

154

注

1）素問・評熱病論篇第33と『史記』扁鵲倉公列伝のどちらが先にできたかは不明であるが、前者が先ならば、淳于意がその影響を受けていたことになり、後者が先ならば、淳于意の影響を受けて書かれたものが『黄帝内経』に含まれていることになる。つまり淳于意の名を岐伯と表記して吸収したことになる。

2）宮下三郎、「中国古代の疾病観と療法」、京都大学人文科学研究所編、『中国古代科学技術史の研究』、京都大学、1959年12月、245ページ。

3）箭内亘は「漢時の一石は今の九升弱」と注を付す。この換算によると「三石」は一升瓶で27本程度であろうか。箭内亘、『國譯漢文大成　史記列傳』、下、国民文庫刊行会、1922年8月、55ページ。

4）王利器主編、《史記注訳》、四、列伝（二）、三秦出版社、1988年11月、頁2227。

5）「薬酒」の「薬」としての考究としては、马继兴、〈我国最古的药酒酿制方〉、《马继兴医学文集 :1943-2009年》、中医古籍出版社、2009年5月などがある。馬論文によれば、「医」（＝「醫」）の字自体が「薬」の意味を持ち、『周礼』まで遡ることができる。馬王堆漢墓出土の『養生方』『雑療方』には「薬酒」7種が記載されているが、断片的史料ゆえ詳細は不明との説明である。

6）諸橋轍次、『大漢和辞典』、大修館書店。

7）宮川浩也、「湯島聖堂倉公講義（5)」、『医道の日本』、693、2001年11月、158ページ。

8）杉山広重、「《幻注》（『北里研本』）に基づく『史記』倉公列伝の症例研究（二）A・B」、『漢方の臨床』、44-4、1997年4月、54ページ。

9） 藤堂明保編、『漢和大辞典』、学習研究社。

10） 筆者の治療院に来院する人々も時としてささやかな疑問を吐露する。もちろん解答が欲しいのだが、まずは話しを聞いてもらいたいという気持ちを感じ取る。人と人の繋がりはさまざまだが、治療の場で術者と患者との立場だからこそ話してもらえることを嬉しく思う。

第10節　淳于意カルテ【10】

　文帝や淳于意の前漢時代よりも遥か昔、斉国には姓が北宮、名は黥という人物がいた。彼に関する記録は極めて少ないが、その稀少な記録のひとつが『孟子』のなかにある。戦国時代きっての論客・孟子は斉国の都・臨淄に来た。第五代・宣王（在位：前319～前301）は都の郊外に設けた「稷下学宮」に諸国から知識人・技術者を集め、保護・優遇した。そのため学宮は当時の中国の文化的中心をなしていた。宣王は孟子を師として敬事した。その頃、公孫丑なる弟子が孟子と交わした問答が『孟子』公孫丑篇である。

　世俗的権力欲に打ち勝って心静かに生きる方法がありますかとの公孫丑の質問に答えて孟子が言う。

　　○有り。北宮黥の勇を養ふや、膚撓まず、目逃かず、一毫を以て人に挫しめらるるを思ふこと、之を朝市に撻たるるがごとし。褐寛博にも受けず、亦た萬乗の君にも受けず。萬乗の君を刺すを視ること、褐夫を刺すがごとし。諸侯を嚴る無し。悪聲至れば、必ず之を反す。（公孫丑章句上）

　北宮黥の勇気たるや、恐ろしいことにも尻ごみせず、瞬きもしない。一本の毛を抜かれただけでも、市場で鞭打ちの刑に処されたのと同じほどの屈辱と考える。卑賤の者からも大国の君からも辱めを受けまいとする。彼が大国の君を刺殺する様子は卑賤の者を刺殺するのと見かけは変わらない。諸侯をも憚らない。悪口を言われれば必ずはね返す。この描写に見る北宮黥は斉国の誇

る勇者であったようである。宣王に王道政治の真意が伝わらず、諸事思うにまかせぬまま齢を重ねる孟子は、北宮黝の勇ましい〈気〉を引き合いに出し、他の人物のことにも触れたのちに、みずからが求めるもっと浩い〈気〉（＝浩然の気）を公孫丑に語ったのである。閑話休題。

【原文】

齊北宮司空命婦出於病。衆醫皆以爲、風入中、病主在肺。刺其足少陽脈。臣意診其脈曰、病氣疝。客於膀胱。難於前後溲、而溺赤。病見寒氣則遺溺、使人腹腫。出於病得之欲溺不得、因以接内。所以知出於病者、切其脈大而實、其來難。是蹶陰之動也。脈來難者、疝氣之客於膀胱也。腹之所以腫者、言蹶陰之絡結小腹也。蹶陰有過、則脈結動、動則腹腫。臣意卽灸其足蹶陰之脈左右各一所。卽不遺溺而溲淸、小腹痛止。卽更爲火齊湯、以飲之。三日而疝氣散、卽愈。

【書き下し文】

齊の北宮司空の命婦　出於病む。衆醫皆以爲らく、風中に入り、病　主として肺に在りと。其の足の少陽の脈を刺す。臣意其の脈を診して曰く、病は氣疝なり。膀胱に客す。前後の溲に難くして、溺赤し。病は寒氣に見はば則ち遺溺し、人をして腹腫れしむ。出於の病は之を溺せんと欲して得ず、因りて以て内に接するに得たり。出於の病を知る所以の者は、其の脈を切するに大にして實、其の來ること難し。是れ蹶陰の動れなり。脈來ること難き者は、疝氣の

膀胱に客するなり。腹の腫るる所以の者は、蹶陰の絡の小腹に結するを言ふなり。蹶陰過ち有れば、則ち脈結動し、動るれば則ち腹腫る。臣意即ち其の足の蹶陰の脈左右各々一所に灸す。即ち遺溺せずして溲清み、小腹の痛み止む。即ち更に火齊湯を為り、以て之を飲ましむ。三日にして疝氣散じ、即ち愈ゆ。

「齊の北宮司空の命婦　出於病む」。斉国の北宮司空の妻で名は出於。彼女が患者である。夫の北宮某が前述の北宮勗の後裔であるのかはわからない。司空は職名であろうが『史記』『漢書』ともに記載が無く、職務は不明。命婦は大夫の妻である。「衆醫皆以為らく…」。淳于意に先んじて別の複数の医師たちが呼ばれた。彼らの診断結果は共通していた。「風中に入り、病主として肺に在りと」。風邪が体内に侵入して、主に肺が病んでいます、医師たちはそう判断して「其の足の少陽の脈を刺す」。患者の足の少陽の脈に鍼を打ちました。[1]

　医師たちの治療で効果があまり出なかったのであろう。淳于意の番が来て、彼はまず脈診をした。「臣意其の脈を診して曰く、…」。私は脈を診て申しました。「病は氣疝なり」。この病気は「気疝」と言います。これは現行の『黄帝内経』にはない病名である。或いは「病は氣疝なり」と訓ずれば〈気〉が「山」のように盛り上がっていると状況を述べたことになる。病名であれ、病状であれ、いずれにせよ淳于意は〈病〉の全体像を患者やその周囲の人と共有するところから始めたのである。「膀胱に客す。前後の溲に難くして、溺赤し」。今は膀胱に病巣があります。

それで小便・大便が出にくく、尿が赤いのです。淳于意は説明を続ける。「 病 は寒氣に見はば 則 ち遺溺し、人をして腹腫れしむ」。この病気は寒気に当たると失禁し、腹部が腫れます。医師たちが肺に重点を置いて治療したのに対し、淳于意は膀胱に重点を置いている。

　患者自身も事情を語ったはずである。そうした問診を踏まえて淳于意は文帝に述べる。「 出 於の病 は之を溺せんと欲して得ず、因りて以て内に接するに得たり」。この患者の病気は小便をしようとしていてそれができず、房事に及んだことで起きたのです。おそらく膀胱炎・尿道炎であろう。残尿感がありながら房事に至ったと思われる。「 出 於の病 を知る所以の者は、…」。患者の病気がわかった根拠はやはり彼独自の脈診であった。「其の 脈 を切するに大にして實、其の來ること難し」。切脈すると「大」でかつ「実」。指にすんなり伝わってきませんでした。「是れ蹶陰の動れなり」。これは蹶陰の乱れを表わします。「蹶陰」は後続部分に足の脈に灸をしたと書かれているので足の肝経ということになろうか。霊枢・経脈篇第10はその走路を詳細に記している。

　　○肝、足の厥陰の 脈 は、大指の叢毛の際に起こり、上りて足跗の 上 廉を循り、内踝を去ること一寸、 踝 を上ること八寸、 交りて太陰の 後 に出で、 膕 の内廉を上り、股陰を循りて毛 中 に入り、陰器を過ぎり、小腹に抵り、胃を挾み、肝に 屬 して膽に絡ひ、上りて膈を 貫 き、脅肋に布き、喉嚨の 後 を循り、上りて頏顙に入り、目系に連なり、上りて 額 に出で、督脈と巓に 會 す。

　ここまでが走路の本流であり、続いてその支流についても、

○其の支れたる者は、目系より頰裏に下り、唇内を環る。
○其の支れたる者は、復た肝より別れて膈を貫き、上りて肺に注ぐ。

とある。淳于意より先にこの患者を診た医師たちは症状で判断して肺に重点を置いているが、淳于意は脈状で判断して経絡病証つまり〈流〉の連関を考察して膀胱に重点を置いている。前者は「部分」に注目し、後者は「全体」を把握したことに違いがある。それぞれ場合によっては「木を見て森を見ず」「森を見て木を見ず」の危険があるが、この患者の場合は淳于意がより正しかったのである。

霊枢・経脈篇第10は更に足の厥陰肝経の乱れについて述べている。

○是れ動るれば則ち腰痛み、俛仰すべからず、丈夫は癀疝し、婦人は少腹腫れ、甚だしければ嗌乾き、面塵づきて色を脱するを病む。是れ肝の生ずる所の病を主る者、胷満ちて嘔逆し、飱泄し、狐疝し、遺溺し、閉癃す。

淳于意が言う「遺溺し、人をして腹腫れしむ」との説明と一致している。経脈篇の成立時期と淳于意の活動時期の前後関係がわからないが、両者の結び付きが強いことは言えよう。ともあれこうした厥陰肝経の異常を彼は「是れ蹶陰の動れなり」と凝縮して表現したのである。

淳于意の解説はまだ続く。「脈来ること難き者は、疝氣の膀胱に客するなり。腹の腫るる所以の者は、蹶陰の絡の小腹に結するを言ふなり」。彼は繰り返し「蹶陰」の語を使う。「蹶陰過ち有れば、則ち脈結動し、動るれば則ち腹腫る」。「厥陰（蹶

陰）」という言葉の歴史的変遷について、藤木俊郎は言う。「古く
は足厥陰経は膀胱と結びつけても考えられていた。…（中略）…
私には、厥陰とは前陰（泌尿・生殖器）そのものを指すことばで
はなかったかと考えられる。そうすると、足の内面は陰であり、
陰経はそこを上るので、この左右の内面が交り尽きる所は陰部で
ある。…」。藤木はこの考えによって霊枢・陰陽繋日月篇第41の
「両 陰 交り尽く、故に厥陰と曰ふ」の部分を理解しようとする。[2]
藤木説を延長すれば、「前陰としての厥陰」であったのが「経脈と
しての厥陰」に変容してゆく転換期にこの淳于意がいたというこ
となのかも知れない。そしてそのことを司馬遷が記録に残そうと
したのではないだろうか。そうすると司馬遷の頃は「経脈として
の厥陰」に固まりつつあったことになろうか。カルテ【10】は「厥
陰（蹶陰）」について考えるうえで極めて重要な史料であると言え
る。

　古くから陰－陽、大－小、前－後などの二項対立で物事を捉え
る習慣があった。医学領域内でも太陰・少陰・太陽・少陽の「二
陰二陽説」を使う集団もあったが、太陰－少陰に厥陰を加え、太[3]
陽－少陽に陽明を加えた「三陰三陽説」を用いるのは奇妙なこと
に医学領域に限られている。淳于意は「三陰三陽」を洩らさずす
べて話題に出している。表はカルテ群を経脈別に整理したもので
ある。

太陰……カルテ【04】【05】	太陽……カルテ【16】
少陰……カルテ【06】	少陽……カルテ【01】【06】【10】
蹶陰……カルテ【10】	陽明……カルテ【01】【06】【13】【16】

想像でものを言うのは学問的ではないであろうが、もしかしたら文帝は「陽明」と「厥陰」を加える根拠や利点が知りたかった。そこに強烈な知的興味を持ったのではないだろうか。その気持ちに応えて淳于意は語っていたのかも知れない。このカルテ【10】は「厥陰（蹶陰）」について語る唯一のものであり、しかも「蹶陰」の語が四度も登場する。耳にした余韻が消えないうちにまた響くというように、おそらく文帝の耳にはこの語が幾重にもこだまして印象深く沁みていったことであろう。

　筆者はカルテ【07】のところでも「三陰三陽説」に触れた。「三陰三陽説」が読み取れる最古の史料は現在、長沙の馬王堆漢墓から出土した医書『足臂十一脈灸経』『陰陽十一脈灸経』とされている。この墓の被葬者は漢初に長沙国丞相であった利蒼とその一家であって、利蒼は文帝の一世代前、高祖・呂后期の人であった。被葬者にとって重要な意味があればこそ医書も副葬品として埋入されたのであろう。つまり「三陰三陽説」も重要度が高かったと考えられる。文帝はこの「三陰三陽説」のことがもっと知りたかったであろう。抽象的な思想としてではなく、具体的な医療として詳しく知りたかったであろう。

　太陽は「陽」、月は「陰」である。形に変化がないのであればよいが、ときとして日蝕や月蝕が起こる。当時それは〈天〉が示す〈災異〉とされた。とりわけて文帝は、〈天〉がおのれに与えた戒めと受け止めてそのつど心痛め、時には自身のふがいなさを天・地・人に詫びる詔を出した。文帝は〈災異〉に悩める帝であった。その文帝の痛々しい心情を癒すべく、淳于意は「三陰三陽」の話題、殊に「蹶陰」や「陽明」の症例を話題に出した。太陽にも月

にも盈虚がある。しかしそれは外見であって、太陽も月もそれ自身の大小が変わるのではなく、存在は万古不変である。「三陰三陽説」に則った医学は人を治し、人を癒す力があります。そう伝えたかったのではないだろうか。

淳于意の語りは具体的な診断から具体的な治療に進む。「臣意<ruby>即<rt>すなは</rt></ruby>ち<ruby>其<rt>そ</rt></ruby>の<ruby>足<rt>あし</rt></ruby>の<ruby>蹶陰<rt>けついん</rt></ruby>の<ruby>脈<rt>みやく</rt></ruby>　<ruby>左右各々一所<rt>さいうおのおのいっしょ</rt></ruby>に<ruby>灸<rt>きう</rt></ruby>す」。私は「<ruby>即<rt>すなは</rt></ruby>ち」、迷うことなく即座に、患者の足の蹶陰の脈の左右それぞれ一箇所に灸をしました。倉公伝には灸治に関する記述が四箇所あるが、宮川浩也はこれらを以下のようにまとめている[4]。

1．灸治に不適当な病症がある（という指摘を含んでいる）。
2．他の医者は主に症状を診て治療しているが、（淳于意は）灸治の適否を脈診で判定している。
3．（半ば迷信とされている禁灸法の「人神禁忌」「忌日」に比べれば）はるかに科学的な態度で（灸治の適否が）決定されている。

「<ruby>即<rt>すなは</rt></ruby>ち<ruby>遺溺<rt>ゐねう</rt></ruby>せずして<ruby>溲清<rt>しうす</rt></ruby>み、<ruby>小腹<rt>せうふく</rt></ruby>の<ruby>痛<rt>いた</rt></ruby>み<ruby>止<rt>や</rt></ruby>む」。彼の灸には即効性があった。失禁しなくなり、尿の色も澄んで、下腹の痛みが止まりました。「<ruby>即<rt>すなは</rt></ruby>ち<ruby>更<rt>さら</rt></ruby>に<ruby>火齊湯<rt>くわせいたう</rt></ruby>を<ruby>爲<rt>つく</rt></ruby>り、<ruby>以<rt>もっ</rt></ruby>て<ruby>之<rt>これ</rt></ruby>を<ruby>飲<rt>の</rt></ruby>ましむ」。治療の手際よさを「<ruby>即<rt>すなは</rt></ruby>ち」という言葉でつないで語ってゆく。それは「三陰三陽説」の正しさを文帝の脳裏に送り届けるうえで効果的であったに違いない。そしてここでも「<ruby>火斉湯<rt>かせいとう</rt></ruby>」が出てくる。全二十五種のカルテ群の要所に登場する得意薬であり、淳于意以前にも以後にも、後世の『傷寒論』や『金匱要略』にも記載のな

い秘薬である。「三日にして疝氣散じ、即ち愈ゆ」。ここにも「即ち」が配置されている。診断や治療が間髪を入れず展開してゆく。実際の医療現場では躊躇もあって当然であるが、この対話に参加する文帝にはてきぱきとした医療活動の描写が必要であると淳于意は診たのであろう。淳于意の語りが軽快なリズムで文帝の心を癒してゆく。

注

1）医師たちがどのような診察をしたのかは書かれていない。前漢からあとの無数の臨床経験の蓄積にもとづいてまとめられた三世紀の『脈経』に照らし合わせると、巻2・平三関陰陽二十四氣脉第1に、「左手、關上の陰の絶する者は肝の脉無きなり。癃・遺溺・難言・脅下に邪氣有りて善く吐するを苦しむ。足の少陽經を刺して陽を治す」とあり、このような脈状であれば足の少陽経の鍼治療で正しかったのであるが、実際はそうでなかったのであろう。症状からの判断で足の少陽経を選んだと思われる。

2）藤木俊郎、「素問と傷寒論の三陰三陽の名称について」（同、『素問医学の世界：古代中国医学の展開』、績文堂、1976年4月所収）、112～113ページ。

3）山田慶児、「九宮八風説と少師派の立場」、『東方学報』、52、1980年3月、234ページに、「少師派は陽明・厥陰の概念を認めず、太陰・少陰・太陽・少陽のいわば二陰二陽説に立っていた」と述べ、これを発展させた「九宮八風説と「風」の病因論」（同、『中国医学の起源』、岩波書店、1999年7月）、319ページで、「かれらは陰陽論的二分法の原理にあくまで忠実であった。…中略…少師派はあるいは医学の内部にでなく外部に生まれ、いわば外から医学の

理論化を試みた、比較的初期のグループではなかったのか」とし
ている。
4）宮川浩也、「『史記』扁鵲倉公列伝にみえる倉公の灸治」、『日本伝
統鍼灸学会雑誌』、27-1、2000 年 7 月、30 ページ。

第11節　淳于意カルテ【11】

　文帝の時代から百数十年のちに劉向（前77〜前6）という人物がいた。漢の王族であり、学者でもある。その著作のひとつに『列女伝』がある。そのなかに、節操・義理を通した女性の話をまとめた節義伝の項があり、そこに魏の公子を乳母が守って死んだ話が記されている。[1]

　　○秦　魏を攻め之を破り、魏王・瑕を殺す。諸公子を誅すれども一の公子得られず。魏國に令して曰く、「公子を得る者は、金千鎰を賜はん。之を匿ふ者は、罪夷に至らん」と。

　秦が魏を攻め破り、魏王・瑕を殺害し、公子たちも誅殺したが、一人の公子だけが捕まらなかった。秦は魏の国中にお触れを出した。「公子を捕まえた者には金千鎰を下賜する。匿った者は一族皆殺しにする」。公子を連れて逃げたのは乳母であった。魏の旧臣で乳母と顔見知りの者が乳母を見つけて、

　　○「今　公子安くに在るか。吾聞く、秦令に曰く、『能く公子を得る者有らば、金千鎰を賜はん。之を匿ふ者は、罪夷に至らん』と。乳母倘之を言へば、則ち以て千金を得べし。知れども言はざれば則ち昆弟類無からん」と。乳母曰く、「吁、吾は公子の處を知らず」。故臣曰く、「我聞く。公子　乳母と倶に逃る」と。曰く、「吾　之を知ると雖も、亦た終に以て言ふべからず」と。故臣曰く、「今　魏國已に破れ、亡族已に滅ぶ。子　之を匿ふ尚ほ誰が爲ならんや」。乳母吁きて曰く、「夫れ利を見て上に反く者は逆な

第4章　167

り。死を畏れて義を棄つる者は亂なり。今　逆亂を持して以て利を求むること、吾爲さざるなり。且つ夫れ凡そ人の爲に子を養ふ者は之を生かさんと務む。之を殺さんが爲にするにあらざるなり。豈に賞を利とし誅を畏るるの故に正義を廢して逆節を行なふべけんや。妾は生きて公子をして禽にせしむる能はざるなり」と。遂に公子を抱き深澤の中に逃る。故臣以て秦軍に告ぐ。秦軍追ひ、見て爭ひ之を射る。乳母身を以て公子の蔽と爲る。矢の身に著く者數十、公子と倶に死す。

公子を守って壮絶な死を遂げた乳母の話である。この話が巷間に広まっていたからこそ『列女伝』にも収録されたのであろう。おそらくは文帝も淳于意もこの話を知っていたと思われる。

　さて、乳母が患者であるカルテを読む。

【原文】
故濟北王阿母、自言足熱而懣。臣意告曰、熱蹶也。則刺其足心各三所。案之無出血、病旋已。病得之飲酒大醉。

【書き下し文】
故の濟北王の阿母、自ら足熱して懣すと言ふ。臣意告げて曰く、熱蹶なりと。則ち其の足の足心の各々三所に刺す。之を案へて血を出だすこと無からしめば、病旋ち已ゆ。病之を酒を飲み大いに醉ふに得。

極端に短いカルテである。この短いカルテのなかに語られる

〈病〉はいったい何だろうか。「故の済北王の…」。済北王は既に
カルテ【09】に登場している。文帝の時代に済北王は二人いて、
一人が初代・済北王の劉興居、もう一人は二代・済北王の劉志
である。カルテ【09】は劉志であろうから、それと区別してわざ
わざ「故の」と付けたこの済北王は劉興居のことであろうか。そ
うであれば「故の済北王の阿母」とは劉興居の乳母となる。劉興
居は文帝三（前177）年に謀反を起こし誅殺されているので、こ
のカルテは事件のずっとのちに淳于意が文帝に語ったものであろ
う。

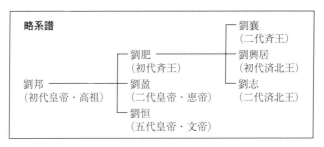

　「阿母、自ら足熱して懣すと言ふ」。この女性が足が火照って
気持ちが悪いと言うのです。淳于意は当然ながら診察をしたであ
ろうが、それは明記されていない。「臣意告げて曰く、熱蹶なり
と」。私は病名を「熱蹶」と告げました。これは現行の『黄帝内
経』にも数箇所ある。治療の具体的な要点を述べるものとして、
霊枢・終始篇第9に、
　　○熱厥を刺す者は鍼を留めて反りて寒と為し、寒厥を刺す者
　　は鍼を留めて反りて熱と為す。
同様に、霊枢・寒熱篇第21に、

○熱厥は足の太陰・少陽に取り、皆之を留む。寒厥は足の陽明・少陰に取り、皆之を留む。

とある。いずれも「熱厥」と「寒厥」を対にしている。この二つのそれぞれの機序を詳しく書いたものが素問・厥論篇第45である。黄帝が「厥」の寒熱の説明を求めると、岐伯がこれに答える。

○陽氣 下に 衰ふれば 則ち寒厥と爲り、陰氣 下に 衰ふれば 則ち熱厥と爲る。

続いて黄帝は「熱厥」に的を絞ってその発生起点について問う。

○熱厥の熱爲るや、必ず足下より起こる者は何ぞや。

岐伯の答えは、

○陽氣は足の五指の 表 より起こり、陰脈なる者は足下に集まりて足心に聚ふ。故に陽氣勝てば、則ち足下熱するなり。

このあと「寒厥」の発生起点が足の五指から膝に上ること、発生起因についての質疑を経て、話題は「熱厥」に移る。黄帝は問う。

○熱厥は何如にして然るや。

岐伯がこれに答える。

○酒 胃に入れば、則ち絡脈 滿ちて經脈 虚す。脾は胃の爲に其の津液を行らしむるを 主る者なり。陰氣虚せば、則ち陽氣入り、陽氣入れば則ち胃和せず。胃和せざれば則ち精氣竭くれば則ち其の四支を營せざるなり。此の人必ず數々醉ひ、若しくは飽して以て房に入り、氣 脾中に聚りて散ずるを得ず。酒氣と穀氣と相ひ薄り、熱中に盛んなり。故に熱 身に偏く、内熱して溺赤きなり。夫れ酒氣は盛んにして慓悍、腎氣 衰ふること有りて、陽氣獨り勝

つ。故に手足之が爲に熱するなり。

カルテ【11】に記録される診断と治療は上記『黄帝内経』各所の記述内容とよく似ている。「則ち其の足の足心の各々三所に刺す」。淳于意は両足の足心の三箇所に鍼を施した。「足心」という言葉も『黄帝内経』に散見される。霊枢・本輸篇第2では岐伯が黄帝に五蔵の五輸穴を説く。そして足の少陰経の段に入ると先ず言う。

　○腎は湧泉より出づ。湧泉なる者は足心なり。

霊枢・経脈篇第10では、黄帝が雷公に経脈の流注を延々と述べて、

　○腎、足の少陰の脈は小指の下に起こり、邪めに足心に走り、……。

霊枢・営気篇第16では相手が誰かは書いてないが、黄帝が営気の流路を長々と言うなかに、

　○脊を循りて尻に下り、下行して小指の端に注ぎ、足心を循り、足の少陰に注ぐ。

とある。霊枢・衛気行篇第76では衛気の流通を黄帝が問うて岐伯が答える。

　○其の足に至るや、足心に入り、……。

いずれも流れの説明に登場する。素問・骨空論篇第60では、その足心へ鍼灸を施す場合、

　○足心を取る者は之をして跪せしむ。

患者を跪かせる、と岐伯は黄帝に説く。素問・繆刺論篇第63では、「尸厥」の治療に、

　○其の足の大指の内側の爪甲の上り、端を去ること韮葉のご

ときを刺し、後に足心を刺し、……。

と、ここでも岐伯が黄帝に示している。そして前述の素問・厥論篇第45である。該当箇所を再度引用する。「熱厥」の発生起点について、

　　○熱厥の熱爲るや、必ず足下より起こる者は何ぞや。

との黄帝の問いに対する岐伯の答えに、

　　○陽氣は足の五指の表より起こり、陰脈なる者は足下に集まりて足心に聚ふ。故に陽氣勝てば、則ち足下熱するなり。

とある。現代風に解釈すれば、陰気が下に衰えて「熱厥」となり、陰脈が下「足心」に集結する。足下熱は、足底のほてりであろう。その治療について淳于意は自分なりの工夫を披瀝する。「之を案へて血を出だすこと無からしめば、…」。鍼を刺した跡を指で押さえて血がでないようにするのです。治療家にはそれぞれの経験にもとづく「秘訣」というものがある。それは「秘伝」に昇華してゆく可能性がある。そういった貴重なものを明かしてくれるこの対話に文帝は淳于意の〈治療世界〉の奥行き、立体性を感じたであろう。「病 旋ち已ゆ」。「旋」の字には「まもなく様子が変わって」の意が込められていると思われる[3]。文帝には快哉である。工夫次第で効果に違いが出る。状況が変わるというのである。「病 之を酒を飲み大いに酔ふに得」。この病気は酒を飲み、深酔いしたことで起きたのです。この患者には飲酒によるアルコール性肝障害などにより、手足の発赤、ほてりがあるのだろうと思う。その場合、望診で、鼻や顔面紅潮などの毛細血管拡張である「酒渣」がみられるだろう。カルテには記されていないが、じっと視ているうちにわかったのかも知れない。または、聞診の

172

ときに酒のにおいがした可能性もある。

　カルテはここで終わっている。やや唐突な終わり方であるように感じる。そこで少しカルテを戻る。

　「足心の各々三所」というのはどういうことであろうか。淳于意カルテ群のどこにも経穴名は書かれていないが、現行の『黄帝内経』で言う「湧泉」を含む三箇所ということであろうか、或いは「湧泉」の周囲の三箇所ということであろうか。具体的な施術箇所が不明であるが、淳于意は〈点〉でもなく、〈線〉でもなく、〈面〉への施術を文帝に語っている。

　聴き手の文帝はどういう立場にあったであろうか。漢朝経営は内憂外患に苛まれていた。その外患の大きなものが匈奴対策であった。漢民族は定着農耕生活をしていた。その中心が城塞都市である。都城と都城は道路で結ばれている。王朝はこうした漢民族生活圏の〈点〉と〈線〉を掌握しようとする。一方、異民族の匈奴は遊牧生活をしていた。多くの牛や羊を連れ、新鮮な草と豊かな水を求めて移動する。その生活は広がりのある〈面〉のなかで営まれていた。漢民族と匈奴が別領域に収まっているならば両者の接触はそれほど大きな問題を生じないであろうが、一方が他方の領域に侵出すると関係が不健全なものになる。文帝三（前177）年五月に匈奴の右賢王が北地・河南に侵入していくつかの城砦を攻撃した。文帝が翌六月に丞相・灌嬰に八万五千騎の大軍を与えて出撃させたところ、匈奴は退却した。文帝十四（前166）年冬に十四万騎の匈奴が朝那・蕭関に侵入すると、文帝は隴西・北地・上郡の三拠点それぞれに将軍を派遣するとともに、長安郊外の渭北の地に車千乗・騎卒十万を駐屯させ、自身が出御

して閲兵したばかりではなく、更にはみずから将として遠征に出ようとしたが、重臣や皇太后の諫止により思いとどまった。また文帝後元六（前158）年冬には雲中に三万、上郡に三万の匈奴が侵入した。文帝は飛狐・句注・北地の三箇所にそれぞれ将軍を派遣するとともに、長安郊外の細柳、棘門、覇上の三箇所にも軍を駐屯させ、みずから赴いて督軍した。[4]

　〈点〉と〈線〉の生活圏に暮らす漢民族を〈面〉の生活圏に生きる匈奴が侵略する。文帝はこの問題を解決しなければならなかった。匈奴の侵入は上記の文帝三（前177）年、文帝十四（前166）年、文帝後元六（前158）年の三回の大きな山があったとされているが、文帝の対応は大きな力による反撃から、要となる拠点での迎撃・防御・監視へと性質が変化している。可能な限り流血を避けたい。できうる限り漢民族と異民族が友好に接したい。これが文帝の一貫した考えであった。文帝三年六月の帝の発言中に以下のくだりがある。

　　　　○漢、匈奴と約して昆弟と爲り、邊境を害せしむ母からんとし、以て匈奴に輸遺する所甚だ厚し。…（『史記』孝文本紀）

　我が漢は匈奴との盟約で兄弟となり、辺境を侵害することがないように取り決めた。そのために漢から匈奴へと物資を運輸することが甚だ多いのである、と言うのである。カルテ【11】に戻る。「其の足の足心の各々三所に刺す」。経穴という〈点〉ではなく、経絡という〈線〉でもなく、「足心」なる〈面〉に刺激することで〈病〉が解消できたのである。そして出血をさせなかった。「之を案へて血を出だすこと無からしめ…」。流血衝突の回避を願う文

帝には淳于意のこのカルテはきわめて示唆に富むものであったに違いない。

　もうひとたびカルテに戻る。「病之を酒を飲み大いに酔ふに得」。乳母の飲酒は単発的なものではなく、常習性のものであったと思われる。症状に出るまでにかなりの年数、相当の酒量が費やされたと思われる。それは「なぜ」であろうか。「故の濟北王」が劉興居であれば…。もしそうであれば謀反とその果ての誅殺はこの乳母にとってこのうえない悲痛であり、無念であり、遺恨であったはずである。日常は心の底深くに沈んでいて姿を現わさない想念が、酒に酔うことによって浮上してくれば、それと向き合って癒しようもあるだろう。そう思って飲んでも、所詮は癒すことのできないものである。癒やせない苦しみにまた杯を重ねる。最後は絶叫とともに泣き崩れ、疲れて眠りに陥る。目が覚めれば後悔に苦しむ。この繰り返しを長い間続ければ身も心も荒んでゆく。

　「謀反」は「反」の「謀」である。つまり反逆の未遂である。しかし、この時代は反逆の心を抱いただけで誅殺される。この考え方は『春秋公羊伝』に見える。

　　○君親には将ふ無し。将へば誅せらる。（荘公三十二年）

既遂・未遂を問わない。君と親に対して弑そうと思ったのみで誅殺に相当する。まして朝政は王族の勢力を削ぐべく運営されていた。史実がどうであったかは確かめようがないが、謀反の挙げ句に誅殺されたことになっている劉興居を幼い頃から我が子のように愛した乳母には重すぎるほどに重い出来事であった。たとえ治療によって足底の火照りが消えても、この心底の熱は永遠に鎮ま

らないであろう。このカルテは短すぎるほどに短い。しかし、そこには語り尽くせないほどのことが盛り込まれていた。文帝は斉国の〈病〉の深淵を覗いた。

注

1）この話の初出は『韓詩外伝』である。その著者・韓嬰は文帝のときに博士となり、景帝のときに皇子・常山王・劉 舜 の太傅（補佐）となった人物である。それより後世の『列女伝』は『韓詩外伝』にない魏の旧臣を登場させて乳母と対比させ、彼女の忠節と愛情を際立たせている。その考察は、山崎純一、『列女伝』、中、明治書院、1997 年 4 月、396〜397 ページに詳しい。本書は〈話〉の持つ〈癒〉の力への注目が基盤であるので、『列女伝』を引用する。尚、『列女傳考注』、台湾中華書局を用い、細かい校勘の注記を省く。

2）古来、諸家はこのカルテの済北王が誰を言うのかを特定していない。しかし劉興居とする例もある。古くは、浅井圖南、『扁鵲倉公列傳割解』、1770 年、近くは王利器主編、《史記注译》1988 年 11月、または青木五郎、『史記（列伝四）』2004 年 6 月など。

3）藤堂明保編、『漢和大辞典』、学習研究社。この字の意味の並びのなかに「ついで」の項を設け、「まもなくようすが変わって、一転して」と説明し、カルテのこの部分を例文として引いている。

4）薄井俊二、「「皇帝の出遊」緒論：漢の文帝の場合」、『中国文化：研究と教育』、69、2011 年 6 月。

5）冨谷至、「謀反：秦・漢刑罰思想の展開」、『東洋史研究』、42-7、1983 年 6 月、16 ページ。「君主に対する反逆はそれを意図しただけでも誅殺されるという春秋の義にもとづく」ものであり、「行為の結果は二義的なものにすぎない」と解説している。

第12節　淳于意カルテ【12】

　後漢末期の文人・徐幹（171〜217）は『中論』を著わし、その
なかで、孔子の没後に聖人無しとし、道が廃れたことを嘆き、聖
人を気取る人々を批判して以下のように述べている。

　　○斯の術の斯の民に於けるや、猶ほ内關の疾のごときな
　　り。身に痛癢煩苛有るにあらず。情志慧然として疾の已
　　に深きを覺えず。然り而して期日既に至れば、則ち血氣
　　暴かに竭く。故に内關の疾は、之を疾まば中ばに夭す。
　　而して扁鵲の甚だ悪む所なり。（考僞第十一）

　聖人気取りの連中の偽学問は大衆にとっては内関の病、つまり
内臓の病のようなものである。身体では痛い・痒いといった煩
いがないので、既に深く進行していてもはっきりとした自覚が
ない。それなのにある日、唐突に血の気がなくなってしまう。その
ため内関の病に罹れば人生の途中で夭逝することになる。扁鵲で
さえ嫌悪する病である。

　今回はこの内関の病（とおぼしい病を扱った）カルテである。

【原文】

濟北王召意診脈諸女子侍者。至女子豎、豎無病。臣意告永巷
長曰、豎傷脾。不可勞。法當春嘔血死。臣意言王曰、才人女
子豎、何能。王曰、是好爲方、多伎能。爲所是、案法新。往
年市之民所。四百七十萬。曹偶四人。王曰、得毋有病乎。臣
意對曰、豎病重。在死法中。王召視之、其顔色不變。以爲不
然、不賣諸侯所。至春、豎奉劍從王之厠。王去豎後。王令人

召之、卽仆於厠、嘔血死。病得之流汗。流汗者、同法、病内
重、毛髮而色澤。脈不衰。此亦關内之病也。

【書き下し文】

済北王 臣意を召し諸々の女子の侍者を診脈せしむ。女子豎
に至るに、豎 病無きがごとし。臣意 永巷の長に告げて曰
く、豎 脾を傷る。勞すべからず。法に春に當り血を嘔きて
死すとありと。臣意 王に言ひて曰く、才人女子豎、何の能か
ある。王曰く、是れ好みて方を爲し、伎能多し。是とする所
を爲し、法を案じて新たにす。往年之を民の所に市ふ。
四百七十萬なり。曹偶四人あり。王曰く、病有る母を得
んやと。臣意 對へて曰く、豎の病重し。死法の中に在り。
王召して之を視るに、其の顔色變ぜず。以て然らずと爲し、
諸侯の所に賣らず。春に至り、豎 劍を奉じ王に從ひ厠に
之く。王去るも豎後る。王 人をして之を召しむれば、卽ち
厠に仆れ、血を嘔きて死す。病は之を流汗に得。流汗する
者は、同法に、病 内重きも、毛髪而色澤あり。脈 衰へず
と。此れ亦た 關内の病 なり。

　文帝は同族の話が聞きたいのであろうか。淳于意はその気持ち
に応えるかのように、斉の分藩である済北国の王に関わる話を語
り出した。「済北王 臣意を召し諸々の女子の侍者を診脈せし
む」。済北王は私をお召しになり、宮中の侍女たちの脈を診よと
の仰せでした。この「済北王」とは第二代・済北王の劉志のこと
であろうか。王は侍女たちの健康も気遣う人であった。「女子豎

178

に至るに、豎 病 無きがごとし」。豎という侍女の番になりましたが、豎は外見は何も病気がないようでした。「臣意 永巷の長に告げて曰く、豎 脾を傷る」。しかし私は診察の結果を後宮の管理人に申しました。豎は脾を傷めております。「脾を傷る」は医療古典にしばしば登場する。素問・陰陽応象大論篇第5で、黄帝が外部環境と身体内部の関係を問うと岐伯が東・南・中央・西・北と順に説明するその中央のくだりで、

　　〇思は脾を傷り、怒は思に勝つ。

思慮は脾を損傷し、怒気は思慮を抑制します、と言っている。霊枢・邪気蔵府病形篇第4では、「心を傷る」「肺を傷る」「肝を傷る」「脾を傷る」「腎を傷る」と並ぶなかに、

　　〇撃仆する 所 有り、若しくは醉ひて房に入り、汗出でて風に
　　當れば、 則 ち脾を傷る。

とある。打撲される、酔って房事に及ぶ、汗をかいたまま風に当たるなどが原因で脾が損傷するのですと岐伯は説明する。

　淳于意は言う。「勞すべからず」。過労はいけません。「法に春に當り血を嘔きて死すとありと」。春になれば血を吐いて死ぬと法にあります。いつもながら「法」を医学理論一般とするか、特定の医書とするかは決め難い。「臣意 王に言ひて曰く、才人女子豎、何の能かある」。私は王に申し上げました。あの女官の豎にはどのような才能があるのですか。「王曰く、是れ好みて方を爲し、伎能多し」。王は仰せになりました。あれは芸達者でいろいろな技能を持っている。「是とする 所 を爲し、法を案じて新たにす」。この部分は意味が取りにくい。牧野謙次郎は以下のように訳している。[1]

○殿下の宮中に御召抱へなる才人豎は全體何の伎倆ありて御
　召抱へになりしやと、濟北王の答へらるゝには、彼れは方
　術を好み又天才的に伎能多し、能く彼れの善として好める
　部分に對して種々に新案を出して頗る調法なる者なり。

青木五郎は以下のように訳す。[2)]

○王にたずねました。「あの才女の豎にはどんな才能がある
　のですか」と。王は言いました。「この女は技芸が好きで、
　いろんな技能をもっている。旧い技法を参考にして新たに
　自分の納得する作品を作っている。…」

　諸家はそれぞれの考察と工夫を凝らして言葉の流れ、文脈をた
どる。それは経絡の流れを心澄まして読み取ろうとする治療家に
同じである。それぞれの解釈に味わいがある。いずれにせよ、済
北王はこの女官を多種の特殊技能を持つ人材として気に入ってい
るということであろうか。

　「往年之を民の所に市ふ。四百七十萬なり。曹偶四人あり」。
以前に民間からこの者を買ったのだ。仲間が四人いて、四百七十
万銭であった。しかしこの金額はあまりにも巨額である。この女
性のみの買価であろうか。「曹偶」と書かれている仲間と本人の
五人の合計額としても、平均して一人九十四万銭となる。本当に
それほど高価であったのだろうか。女官と奴隷は違うが、宮崎市
定は「僮（＝奴隷）一人の価格は一萬乃至一萬二千という所であ
る」と計算している。[3)]『史記』貨殖列伝には食封千戸の諸侯は年間
の税収が二十万銭とある。[4)]また、文帝は即位したとき呂氏殲滅な
どに功績のあった人々に恩賞を与えているが、周勃には食封一
万戸（年収二百万銭相当）と金五千斤、陳平・灌嬰には食封三千

戸（年収六十万銭相当）と金二千斤、劉 章 ・紀通・劉 興居に食封二千戸（年収四十万銭相当）…と『史記』孝文本紀にその額が刻銘に記録されている。それと比べれば済北王の「四百七十万銭」は常識はずれの高額であろう。

　文帝の前の恵帝の時代には死刑を免ずる 贖 罪が銭六万であったと『漢書』恵帝紀にある。文帝の約百年のちの武帝の時代には一挙に五十万銭に跳ね上がる。匈奴に降った将軍・李陵を弁護し、武帝の怒りを買って死刑を宣告された司馬遷は貧しさゆえにその五十万銭が工面できず、宮刑の屈辱に甘んじた。文帝と淳于意の対話を『史記』に綴ったのは他の誰でもない司馬遷であった。「四百七十万銭」が諸道具など他の代金も含んでいる可能性があるにせよ、この莫大な金額をどのような気持ちで書き留めたのであろうか。済北王の贅沢への羨望、それに比してのおのれの境遇への自嘲、そうしたものが入り混じった心境であったと推測される。

　済北王は自分が金銭感覚に疎い生活をしていることを認識することもなく無邪気に暮らしていたようである。王は女官・豎を心配して淳于意に尋ねた。「王曰く、 病 有る母きを得んやと」。病気は治るのか。「臣意 對へて曰く、豎の 病 重し。死法の中に在り」。私はお答えしました。「豎は重病です。医法によればもう長くはありません」。この返答に王は豎を呼んで自身の眼でじっくりと調べ見た。「王召して之を視るに、其の顔 色 變ぜず」。けれども王の眼には顔色に異状はないように見えた。「以て然らずと爲し、諸侯の 所 に賣らず」。王は私の診断が間違いだとお思いになり、ほかの殿様に売って処分することもなさいませんでした。

淳于意の診断は常人には見えないことも見通せるのだろう。

「春に至り、豎剣を奉じ王に従ひ厠に之く」。明くる年の春、豎は剣を捧げ持って王に従って厠に行きました。「王去るも豎後る」。王が厠からお戻りになっても豎は戻って来ません。「王人をして之を召しむれば、即ち厠に仆れ、血を嘔きて死す」。王は人を遣わして様子を見に行かせたところ、豎は厠で血を吐いて倒れて死んでいたのです。診断の通りになった。「病は之を流汗に得」。原因はたくさん汗をかいたからです。「流汗する者は、同法に、病内重きも、毛髪而色澤あり。脈衰へずと」。汗をたくさんかく場合は身体の奥で重い病気がありながら、毛髪にも顔色にもつやがあって、脈は衰えないと医法にあります。「毛髪而色澤」の「而」は通説に従い「面」に置き換えて読むことにする。

淳于意は最後に言う。「此れ亦た關内の病なり」。これもまた関内の病気です。「關内の病」とは何であろうか。「亦た」＝「同様に」と言うからには類似する事を淳于意は既に文帝に語っていることになる。そう考えるとカルテ【01】が思い出される。斉国の侍御史・成を診察して病名を「疽」と言い、「癰腫」によって絶命するとの予想通りとなった。「此れ内關の病なり」。淳于意は簡潔にそう述べた。[8]そしてこの先でやがて読むことになるカルテ【15】では、斉国の丞相の舎人の奴を遠くから望み診て「此れ脾氣を傷るなり」と診断し、「夏に至り血を泄して死せん」と医法にあることを示してこれを「内關の病」としている。諸家は「関内」は「内関」に同じとするが、このことを明確に記したのは、清代の学者・王念孫（1744～1832）である。彼はその著作『史

記雑志』のなかで以下のように言う。

　　○ 關内は當に内關に爲るべし。上文、齊の侍御史成、自ら頭痛を病むと言ふ。臣意 其の脈を診して曰く、此れ内關の病なり。此の文に云ふ、此れ亦た内關の病なり。亦たの字は即ち上文を承け之を言ふ。下文、齊の丞相の舍人奴、朝して宮に入るに從ふ。臣意 其の色を望むに、病氣有り。即ち宦者平に告げて曰く、此れ脾氣を傷るなり。當に春に至りて鬲塞りて通ぜず。食飲すること能はざるべし。法に、夏に至り血を泄して死せんと。脈法に曰く、病重くして脈順清なる者を内關と曰ふと。内關の病は人其の痛む所を知らず。心急然として苦しむ無し。奴の病は之を流汗數々出で、火に炙りて以て出でて大風に見ふに得たり。事此れと相ひ類ひす。以上の三人は皆内關の病なり。[9]

　こうした先哲の考察の蓄積に依拠してカルテ【12】の「関内」はやはり「内関」とするのが妥当であろう。

　しかしである。しかし、何故に淳于意は「関内」という語を使ったのであろうか。「関内」は現行の『黄帝内経』にない。文帝との対話で特殊な意味を持っていたのであろうか。文帝にとってこの語はどういう意味であろうか。文帝の父で漢朝創始者である高祖・劉邦の事績を記す『史記』高祖本紀に、

　　○項羽 義帝を江南に放殺せり。大逆無道なり。… 悉く關内の兵を發し、三河の士を收め、…（楚の）義帝を殺せし者を擊たん。

とあり、天下人である楚の義帝を弑逆した項羽を皆の力で逆賊・

項羽を撃とうと劉邦は諸将に呼びかけている。「関中」はこの「関内」の同義語として使われることが多く、辞書に「東は函谷関、南は武関、西は散関、北は蕭関のうち[10]」と説明されていて、この時代の中国中枢を言う。そもそも高祖・劉邦は義帝（当時は懐王）が諸将と交わした約定に従って天下平定を志し、そして覇業を成し遂げた。『史記』高祖本紀に、

　○（懐王）諸将と約すらく、先づ入りて関中を定むる者は之に王とせん。

とある。その高祖の子として漢朝の皇帝の重責を負う文帝には「関中」「関内」は同じ響きと重い意味があった。淳于意は言う。これは「関内」の病です。このように解釈すると、これは一介の治療師である彼の発言として不遜な越権のぎりぎり手前の言葉である。カルテ【12】はここで終わっている。

　文帝と淳于意は政治と医療の狭間で対話している。淳于意は自分の語りに命を賭けている。文帝はそれを寛恕している。この場の緊張した雰囲気が伝わってくるように感じる。

注
1）牧野謙次郎、『史記國字解』、早稲田大学出版部、1919年11月、47～48ページ。
2）青木五郎、『史記（列伝四）』、新釈漢文大系91、明治書院、2004年6月、199ページ。
3）宮崎市定、「史記貨殖傳物價考證」、『京都大学文学部研究紀要』、4、1956年11月、468ページ。
4）『史記』貨殖列伝に「封者 租税を食み、歳ごとに率ね戸ごとに二

百 。千戸の君は 則 ち二十萬…」。食封を持つ人は民の租税に
依って暮す。毎年一戸あたりほぼ二百錢。食封一千戸の領主は年
額が二十万錢であると書かれている。

5）『漢書』恵帝紀にある即位当初（前195）の年の十二月に「民 罪有
り。爵 三十級を買ひ、以て死罪を免ずるを得」とある。爵一級を
錢二千として計算して三十級分の錢六万を納めれば死刑が免除さ
れたのである。

6）『漢書』武帝紀の天漢四（前97）年九月及び太始二（前95）年九
月に「死罪をして 贖 錢五十萬を入れしめ、死一等を減ず」と同じ
ことが書かれている。

7）司馬遷が友人に宛てた書簡中で「家貧しく財賂以て 自 ら 贖 ふに
足らず」と苦衷を洩らしていることが『漢書』司馬遷伝中の「任
安に報ずるの書」に書かれている。

8）「内関」の意味には多様な広がりがある。経穴名としても使われる
が、病状を表わすものとしては『黄帝内経』霊枢・終始篇第9、同
じく禁服篇第48に記述が見られる。本シリーズのカルテ【01】の
注9）を参照されたい。

9）王念孫、「史記雑志」、1832年、を復刻版『讀書雑志』、世界書局、
1963年4月から引用。

10）諸橋轍次、『大漢和辞典』、大修館書店。

● 角屋明彦

　本書は淳于意の説話のうちの「淳于意修業説話」、「淳于意訴訟説話」、「漢文帝下問説話」、「淳于意カルテ」（カルテ【01】〜【12】）を扱った。このあとカルテが【25】まで続き、ふたたび文帝との一問一答…とまだまだ先は長い。根気良く進めてゆこうと思う。

　淳于意はその存在が確実な人物である。そして脈診などによる診察、合理的な病因判断、適切な処置など現代における経絡治療の淵源的存在である。彼は黄帝派の「〈天〉の医療」と扁鵲の「〈全〉の医療」の双方を併せ受け継いだ人物である。私は黄帝派の医学のみの延長線上に中国医学の流れがあると思わない。両者が合流してできたものが中国医学の真の流れであると思う。そのことがどういう意味を持つのか、とりわけ近代化の果てに位置して近代固有の〈病〉に苦しむ現代においてどのような意味を持つのかを考えたいのである。

　ただし、司馬遷の『史記』扁鵲倉公列伝の倉公部分の全部が史実であるかどうかはわからない。例えば「淳于意カルテ」のすべてが実際に淳于意が文帝の面前で語ったものであるかについては諸説ある。司馬遷の文学的フィルターを通して見ていることを斟酌しなければならない。

にも拘わらずこうして考察を進めることは、純粋な学問からすればナンセンスであるのかも知れない。作り話である可能性があるものをまともに考察しようとするのは無意味であるとの批判を免れないであろう。史実を客観的に捉えるところに歴史学・医学史がある。しかし、その禁を犯して説話として味わいたいと思うのである。〈話〉の持つ〈癒〉の力を抽出したいと考えるのである。歴史に憶測は禁物であろう。しかし、説話に解釈は許容されるであろう。そして解釈によって抽出した説話の〈癒〉の力が現代の我々を救う可能性に賭けたいのである。

近代化は連続する「全体」をバラバラの「部分」に分けた。そのことは良い結果を生みもしたが、悪い結果も作ってしまった。近代化の主導理念である科学が急速に発展することは人間を見失うことにもなった。病気を治す努力から病人を癒す営為が軽くなってしまった。別の言葉で言えば医療にロマンが希薄になった。それこそが近代特有の〈病〉でもある。その治癒のために扁鵲や淳于意の〈治療世界〉の持つ意味が大きいと考える。

人が病むのは肉体を有するからである。肉体さえなければ…、と思ってもそれは虚しい。肉体を有するから時間と空間に支配される。そして肉体の内・外でさまざまな者・物・事に接触する。接触は変化を齎す。さまざまな変化のなかに〈病〉という現象もある。人はなぜ病むのかと更に問い詰めれば、究極のところ時間と空間のある〈界〉に住んでいるからである。そしてその〈界〉のなかでいろいろな者・物・事に接触して触変しながら生きていかねばならないからである。そのことはこの〈界〉に住んでいる限り続く。

私はこの〈界〉にいられる限り、上巻の続きを書いてゆく。いつの日か下巻が世に出ることを願いつつ。

　本書の編集に関しては今回もまた白帝社・十時真紀氏に大変にお世話になった。書籍編集に対する氏の純粋な情熱と繊細な配慮と不動の気概があればこそ完成することができた。衷心から感謝を申し上げて上巻のしめくくりとし、下巻に向けての準備に入ろうと思う。

● 橋本巌

　角屋先生は、『史記』扁鵲倉公列伝における視点を巧みに演出される。冒頭、神医の扁鵲との対比として、倉公は聖人でありながらも患者からうらまれるなどの人間らしさにフォーカスをあてる。その視点で診籍に入ると、すでに「自分が診るとしたらどうだろうか」と考えているし、倉公も現場において相当に逡巡しているのではないかといつのまにか思っている。そして、師から授かった『黄帝扁鵲の脈書』という本質的な価値を扱うことの難しさを勝手に想像してしまう。しかし、それぞれの診籍にみる短文に描かれた倉公像は、厳として病気に臨む医師の姿である。すでに読者は、困難な医療現場を色鮮やかに、かつリアルに思い浮かべている。角屋監督による、映画のカメラワークさながらのダイナミックな視点の創出である。

　扁鵲が内臓の状態を透視できることは、現代において病巣をレントゲンやMRIなどの画像で把握することの根本的なモチベーションである。また、難病を快癒に導く火斉湯の効果は、現在も猛威を振るっている新型コロナウイルス感染症に対する特効薬を求める人の意識の根本でもあると思う。倉公も望診や脈診によって本質的な病理を読み解いている。人の手が行う医療の本質である。昭和初期における経絡治療の先人たちも、現象から本質を捉えるための方法として、脈診による経絡の診察を行い、鍼灸によって様々な疾病に対応しようとした。古代に行われた素朴な医療における本質をみることは、様々な専門科に細分され、情報にあふれた現代の医療にとっても実に有意義である。

初出一覧

著者略歴

角屋明彦（かどやあきひこ）

　三重県出身。東京大学教養学部から大学院総合文化研究科に進み、博士課程修了。北京中医学院（現 北京中医薬大学）留学。中国医学史・医療文化論・文化接触論を研究し、専門学校・大学などで教鞭を執る。

　著書 『中国語テキスト 漢語街』（共著、白帝社）／『古典のなかの〈治療世界〉：〈癒〉へのインサイド・アウト』（白帝社）／『扁鵲の〈治療世界〉：〈全〉の医療』（白帝社）／執筆協力 『五十音引き漢和辞典』（講談社）

橋本厳（はしもとつよし）

　静岡県出身。明治鍼灸大学（現 明治国際医療大学）卒。同学 鍼灸学修士課程（伝統鍼灸学専攻）修了。経絡治療学会理事、学術部長代行、機関誌『経絡治療』編集長。鍼灸師。専門学校・大学などで教鞭を執る。

　著書 『日本鍼灸医学 経絡治療基礎編 増補改訂版』(共著、経絡治療学会)

淳于意の〈治療世界〉：〈流〉の医療（上）

2023年3月25日　初版印刷
2023年3月31日　初版発行

著　者　角屋明彦・橋本厳

発行者　佐藤和幸

発行所　白帝社

〒171-0014　東京都豊島区池袋2−65−1
TEL：03-3986-3271　FAX：03-3986-3272
https://www.hakuteisha.co.jp/
E-mail：info@hakuteisha.co.jp

モリモト印刷㈱──製版・印刷・製本

㈱アイ・ビーンズ──カバーデザイン

printed in Japan 〈検印省略〉6914　　　ISBN978-4-86398-541-4
★定価はカバーに表示してあります。